DU
TORTICOLIS MENTAL

PAR

Le Docteur Frédéric BOMPAIRE

ANCIEN EXTERNE DES HOPITAUX DE PARIS

MÉDAILLE D'HONNEUR DES ÉPIDÉMIES (1893)

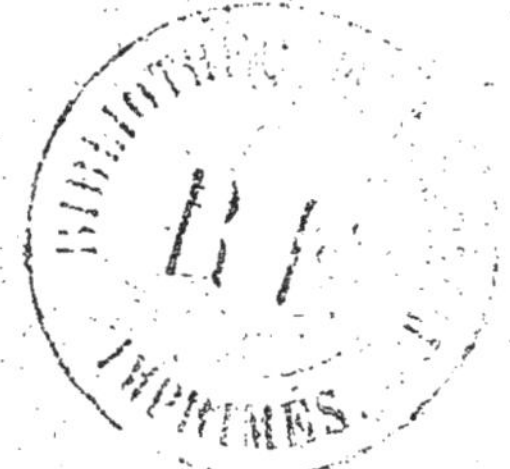

(Avec deux Planches photographiques)

PARIS

L. BATTAILLE & Cie, EDITEURS

23, PLACE DE L'ÉCOLE DE MÉDECINE, 23

1894

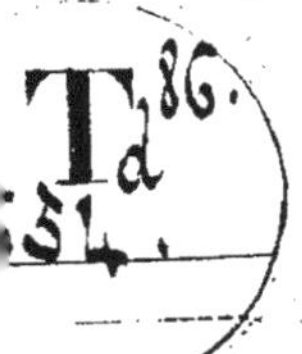

DU
TORTICOLIS MENTAL

PAR

Le Docteur Frédéric BOMPAIRE

ANCIEN EXTERNE DES HOPITAUX DE PARIS

MÉDAILLE D'HONNEUR DES ÉPIDÉMIES (1893)

(Avec deux Planches photographiques)

PARIS

L. BATTAILLE & Cie, EDITEURS

23, PLACE DE L'ÉCOLE DE MÉDECINE, 23

1894

A MON PÈRE

A M. le Docteur E. BRISSAUD

Professeur agrégé de la Faculté,
Médecin de l'Hôpital Saint-Antoine.

A MON PRÉSIDENT DE THÈSE

M. le Professeur JOFFROY,

Professeur de la Clinique des Maladies Mentales

DU TORTICOLIS MENTAL

Mens agitat molem.

AVANT-PROPOS

Sous le nom de torticolis spasmodique, tic convulsif de la région cervicale, spasme fonctionnel du cou, il existe dans la littérature médicale un grand nombre d'observations où se retrouvent à peu près les mêmes grands caractères : mouvements involontaires de flexion ou de rotation de la tête, contractures convulsives ou permanentes des muscles du cou.

Il existe une variété assez commune de ces tics de la région cervicale qui nous parait devoir mériter une place à part dans le cadre nosologique. Le fait primordial de leur histoire, qui leur donne une physionomie absolument originale et typique, réside dans leur nature propre. Dans les cas que nous avons en vue, il ne s'agit pas d'un trouble organique des muscles ou des nerfs, mais bien d'un trouble psychique et seulement psychique. Les malades atteints de cette singulière affection éprouvent le besoin irrésistible, insurmontable d'exécuter avec leur tête un mouvement convulsif, que leur volonté, en quelque sorte paralysée, ne leur permet pas d'enrayer ; suivant leur commune expression, *c'est plus fort qu'eux*. Le mouvement une fois produit, la même insuffisance de volonté reparait, et, le voulant, ils ne peuvent pas arriver à redresser leur tête en corrigeant l'effet produit. Il semble qu'il s'agit là d'une inhibition localisée de la volonté.

Ces faits ne sont point rares puisqu'en janvier dernier à la Salpétrière, dans la même conférence, M. le docteur Brissaud a pu nous en montrer quatre cas. Il a proposé pour ces tics si particuliers l'expression pittoresque et expressive *de torticolis mental*. Nous avons été engagé à prendre ce sujet pour notre thèse inaugurale, d'autant plus que tous ces cas, malgré leur très grand intérêt, nous ont paru singulièrement négligés par les auteurs classiques et confondus le plus souvent avec les diverses variétés de torticolis spasmodiques.

Pour nous, le torticolis mental est un syndrome commun à des maladies diverses ; on peut le rencontrer dans l'hystérie, la neurasthénie, etc. Mais nous n'avons en vue dans ce travail que le torticolis mental qui ne peut-être rapporté ni à l'hystérie, ni à la neurasthénie, etc., qui constitue à lui seul, en apparence du moins, tout le tableau morbide. Cependant quand on va au fond des choses, quand on interroge le sujet soigneusement, on reconnait que ce syndrome n'est pas isolé en réalité et qu'il coexiste avec une série plus ou moins longue de stigmates de dégénérescence.

Il semble difficile dans certains cas de le séparer nettement du spasme fonctionnel du cou et des autres variétés (hystérique, neurasthénique, etc.) du torticolis mental. Mais il n'en est pas moins légitime de l'étudier à part, de l'autonomiser cliniquement et de le rapporter à la dégénérescence simple, puisque le sujet qui en est porteur présente des stigmates de dégénérescence et puisqu'en définitive rien ne permet de le rattacher à une espèce nosographique actuellement connue.

Voici comment nous avons divisé notre travail :

La première partie comprendra deux paragraphes : dans le premier nous esquisserons à grands traits l'histoire générale des spasmes de la région cervicale; dans le deuxième nous aborderons la description du torticolis mental, nous analyserons sa nature et sa signification pathologique.

La deuxième partie sera consacrée aux observations inédites que nous rapportons.

Dans le premier paragraphe de la troisième partie nous nous efforcerons de rechercher la genèse du torticolis mental ; nous étudierons son étiologie et les causes ordinaires qui paraissent présider à son évolution (influence de l'hérédité, des habitudes, des idées fixes, des émotions, etc.). Le second paragraphe sera réservé à l'étude du diagnostic, du pronostic et du traitement.

Enfin. dans un dernier chapitre, nous formulerons en quelques mots les conclusions qui découlent de notre travail.

L'idée et le fonds de cette étude nous ont été fournis par notre excellent maître, Monsieur le docteur Brissaud, qui a bien voulu nous communiquer les intéressantes observations que nous publions. Nous le prions d'agréer, avec nos remerciements les plus vifs, l'expression de notre sincère reconnaissance.

Nous tenons également à remercier Monsieur le docteur Souques, chef de la clinique des maladies nerveuses de la Faculté, qui, au cours de cette étude nous a souvent inspiré de ses conseils. Nous sommes heureux de profiter de cette occasion qui nous est offerte de lui exprimer notre gratitude pour l'amitié qu'il n'a cessé de nous témoigner et l'intérêt dévoué dont il nous a toujours entouré.

Ce ne sont pas là les seules dettes de reconnaissance que nous ayons contractées et c'est pour nous un devoir, au moment de quitter cette école, de profiter de la publication de notre thèse pour remercier avec effusion les éminents maîtres qui ont dirigé nos études médicales.

Qu'il nous soit permis, en particulier, d'adresser l'hommage de notre reconnaissance la plus vive à ceux dont nous avons suivi l'enseignement hospitalier : Messieurs les professeurs Potain et Pinard, messieurs les docteurs Périer, Blum, Albert Robin, d'Heilly, enfin messieurs les docteurs Muselier et Polaillon qui nous ont honoré de leur constante sympathie pendant les deux années de notre externat. S'il nous est donné de parcourir notre carrière médicale sans hésitations, c'est à leurs savantes leçons, à leurs conseils éclairés que nous le devrons; nous ne l'oublierons jamais.

Monsieur le professeur Joffroy a daigné accepter la présidence de notre thèse : c'est un honneur dont nous sentons tout le prix. Nous le prions d'agréer l'hommage de notre profonde et respectueuse gratitude.

PREMIÈRE PARTIE

§ 1.

Spasmes et tics de la région cervicale

Le torticolis pathologique *(caput obstipum, caput distortum, cou tors)* est une attitude vicieuse du cou, congénitale ou accidentelle, telle qu'il en résulte une inclinaison de la tête en avant, en arrière ou sur les côtés, s'accompagnant d'un certain degré de torsion. Au point de vue de sa nature, on ne doit le considérer que comme un simple symptôme d'affections très diverses. Nombreuses sont les conditions morbides, physiologiques ou mécaniques qui engendrent les torticolis et qui ont permis aux auteurs de les classer en groupes bien tranchés.

I. — Torticolis résultant de la présence de diverses tumeurs du cou.

II. — Torticolis par lésion des articulations de la colonne vertébrale.

III. — Torticolis par cicatrice vicieuse.

IV. — Torticolis par contraction musculaire passagère ou permanente.

La variété qui nous intéresse directement et qui seule nous occupera dans le cours de ce chapitre fait partie de ce dernier groupe et a été décrite le plus habituellement sous le nom de torticolis spasmodique. Dans tous les cas qui répondent à cette classe, les muscles qui déterminent la déviation sont absoluments sains, sans aucune altération anatomique de la fibre musculaire. La contraction spasmodique est tantôt sous la dépendance d'une modification de l'innervation (altération des centres nerveux ou des nerfs périphériques), tantôt elle résulte d'un de ces états pathologiques indéterminés dont le système nerveux nous offre de nombreux exemples.

Nous allons passer en revue les principales variétés de spasmes de la région cervicale et analyser la signification qu'on peut donner à chacune.

Il existe plusieurs observations indiscutables où l'apparition de spasmes de la région cervicale se rattachait directement à la présence de diverses tumeurs dans les centres nerveux. Ces faits cliniques ont pu être vérifiés par l'autopsie. Rosenthal (1) donne comme symptôme presque constant des tumeurs cérebelleuses les mouvements spasmodiques et involontaires des muscles du cou. Choulont-Dommer, Steiner, Griesinger ont trouvé à l'autopsie de malades, présentant pendant leur vie des mouvements convulsifs de flexion de la tête sur le tronc, différentes altérations cérébrales (néoplasmes ou parasites). Il est vrai que ces cas ne sont pas bien nets, les

(1) *Traité des maladies du système nerveux*, p. 224,

spasmes observés se présentant au milieu d'un cortège symptomatique très complexe, attaques épileptiformes, céphalalgie, vomissements, troubles de la vision, paralysies, etc.

Les spasmes cervicaux peuvent dépendre dans certains cas d'une irritation des branches nerveuses de la région, consécutive à une lésion traumatique de la colonne vertébrale. On comprend qu'une inflammation des enveloppes de la moelle cervicale, résultant elle même de la lésion osseuse, puisse se propager aux racines rachidiennes à leur passage à travers les trous de conjugaison.

Leyden (1) cite le cas d'un soldat qui fut blessé par un éclat d'obus contusionnant les vertèbres cervicales. La blessure se cicatrisa rapidement, mais à la suite, apparurent des contractions convulsives des muscles gauches de la nuque et du cou, d'une durée de une à deux minutes et se reproduisant à intervalles plus ou moins éloignés.

Weir Mitchell (2) rapporte un fait analogue. Un ouvrier bien portant reçut sur la région cervicale un bloc de glace. Pendant les trois mois qui suivirent cet accident, il éprouva seulement une sorte de raideur musculaire ; au bout de ce temps apparurent des spasmes rapides et violents du trapèze et du sterno-cléido-mastoïdien, fléchissant convulsivement la tête sur l'épaule gauche et s'étendant aux muscles du cou.

Dans d'autres cas, l'étiologie de l'irritation nerveuse

(1) *Traité des maladies de la moelle épinière*, p. 104.
(2) *American journal of. sc. méd. 1876.*

est plus obscure ; c'est à eux que peut s'appliquer l'expression de *névrose* des nerfs périphériques.

Monsieur le professeur Jaccoud (1) a décrit sous le nom de d'hyperkinésie de l'accessoire de Willis, de tic convulsif ou rotatoire du cou et de la tête, de torticolis spasmodique proprement dit, des crampes, des convulsions occupant les muscles innervés par la branche externe du spinal (muscles trapèze et sterno-mastoïdien). Ce spasme cervical revêt deux formes : elle est clonique ou tonique.

La forme clonique, la plus rare, a une étiologie obscure ; elle est ordinairement uni-latérale et se montre par accès. La tête est entraînée dans le sens de la déviation musculaire par des secousses assez éloignées l'une de l'autre au début de la névrose, mais ne tardant pas à se rapprocher et augmentant graduellement d'intensité. La convulsion cesse pendant le sommeil ; elle peut se produire à l'état de repos, mais le plus souvent, c'est à l'occasion des mouvements qu'elle reparaît. Avec le temps, les accès deviennent si nombreux et si intenses qu'ils empêchent tout mouvement naturel ; il n'est plus permis au malade de parler, de manger, de boire, etc., le sommeil devient impossible.

La forme tonique, généralement liée à l'arthritisme, est plus fréquente. On lui attribue pour cause principale l'impression du froid sur les nerfs sensibles du cou ; aussi s'accompagne-t-elle souvent de douleurs. Elle occupe presque exclusivement le muscle sterno-cléido- mastoïdien ;

(1) *Traité de pathologie interne.* 1869. Tome I. p. 490.

la contracture, bien que variable d'intensité, est d'ordinaire permanente.

Il est une autre forme de spasmes cloniques que l'on voit souvent se localiser dans la région cervicale et qui a été décrite par monsieur Bergeron (1) sous le nom de chorée électrique. Il faut se garder de confondre cette affection avec la chorée électrique décrite par Dubini (2) de Milan en 1846, : celle-ci est évidemment une affection aigüe des centres nerveux, dont les symptômes et la marche ne justifient en rien le nom de chorée et se terminant presque toujours par la mort (irritation congestive de la moelle et apoplexie spinale. Hœrtel de Birkenfeld). Le spasme que nous avons en vue est tout autre : la maladie débute brusquement ; dès qu'elle est déclarée, les convulsions sont intenses et conservent ce degré pendant toute la durée de l'affection, bien différente en cela de l'hyperkinésie de l'accessoire de Willis, qui présente une évolution lente et progressive dans la marche des accidents. Le caractère de ces spasmes et qui leur a fait donner l'épithète d'« électrique », c'est leur brusquerie soudaine rappelant très fidèlement la secousse d'une décharge électrique ; de plus, il sont continus et rhythmés.

Dans la thèse de Guertin (3) nous avons relevé deux observations de ces chorées, dites électriques, où les

(1) Voir l'article de M. Germain Sée. Semaine médicale 1884. p. 113.

(2) *De la chorée électrique* (Giornale di Milano, 1846 ; Gaz. med. 1846 ; et Union médicale 19 fév. 1848 p. 85).

(3) Paris 1881.

spasmes s'étaient localisés au cou. Dans l'une, il s'agissait d'une fillette de onze ans, jouissant d'une bonne santé, sans troubles cérébraux qui projetait sa tête en arrière, comme en saluant, plusieurs fois par minute et rythmiquement, à des intervalles réguliers. Dans l'autre observation, c'est un malade de dix-huit ans qui présentait des contractions convulsives et saccadées très violentes des muscles de la nuque, se reproduisant trois ou quatre fois par minute. Dans les deux cas, les spasmes disparurent après une seule administration d'une faible dose de tartre stibié.

Une variété de spasmes plus connue et mieux étudiée est celle que Duchenne de Boulogne a décrite sous le nom de « spasmes fonctionnels ». (1) Leur type classique, c'est la crampe des écrivains, mais on les a vu souvent se localiser dans les muscles de la région cervicale. Voici comment s'exprime Duchenne à leur sujet : « J'appelle spasmes « fonctionnels et impotences musculaires fonctionnelles « des affections caractérisées soit par des contractions « continues ou des tremblements, soit par des contractions « toniques, soit enfin par une impotence qui se manifeste « seulement pendant l'exercice de certains mouvements « volontaires ou instinctifs et se localisant dans quelques « uns des muscles entrant alors synergiquement en « action. » Le spasme fonctionnel des muscles cervicaux détermine une nouvelle variété de torticolis spasmodiques.

(1) Duchenne de Boulogne. *Spasme fonctionnel et paralysie musculaire fonctionnelle*. Bulletin de thérapeutique 1860, et *électrisation localisée*, 1861. p. 928 et suiv.

La contraction musculaire convulsive n'apparait ici qu'à l'occasion de mouvements, d'exercices déterminés, toujours les mêmes dans les différents cas. Si dans la genèse de la crampe des écrivains on admet l'influence de la pratique excessive de l'écriture, on ne peut nier que certains spasmes fonctionnels de la région cervicale se rattachent à un exercice immodéré des muscles du cou, déterminé soit par une habitude vicieuse, soit par une cause d'ordre professionnel.

Dans un autre groupe nous trouvons les tics de la région cervicale. Monsieur Georges Guinon définit ainsi les tics : « le tic est un mouvement convulsif, habituel et « conscient, résultant de la contraction involontaire d'un « ou plusieurs muscles du corps, et reproduisant le plus « souvent, mais d'une façon intempestive, quelque geste « réflexe ou automatique de la vie ordinaire (1) ». « Ce qui « caractérise en effet les mouvements des tics, dit M. « Brissaud à ce sujet, c'est que malgré leur complexité et « leur bizarrerie, ils ne sont pas toujours comme on le « croit trop souvent, déréglés, incoordonnés, contradic- « toires au premier chef. Ils sont en général, au contraire, « *systématisés*, en ce sens qu'ils reparaissent toujours les « mêmes chez les mêmes sujets ; et de plus, fort souvent « au moins, en les exagèrant cependant, ils reproduisent « certains actes automatiques d'ordre physiologique appli- « qués à un but. Les spasmes cloniques, à l'inverse des

(1) Article *tic convulsif* du dict. encyc. des Sc. Méd. 3e ser. t. 17.

« tics, sont des mouvements involontaires, où il est
« impossible de reconnaitre la moindre systématisation
« fonctionnelle. On n'y voit participer que des muscles
« ou des groupes de muscles dont la synergie active ne
« tend pas vers un but connu (1). »

Les tics ne sont point rares à la région cervicale. Ordinairement on voit la tête s'incliner brusquement en bas,
tout en subissant un mouvement de torsion qui l'entraîne
vers l'une des épaules ; ce mouvement est généralement
répété plusieurs fois de suite très rapidement ; il est souvent
aussi accompagné de grimaces de la face et de secousses
spasmodiques de l'épaule et du bras. Quelquefois les deux
muscles sterno-cléido-mastoïdiens se contractent ensemble
et l'on observe alors un mouvement de flexion de la tête en
avant qui se répète à intervalles très rapprochés : ce geste
est analogue à celui que l'on prend pour exprimer une
affirmation plusieurs fois répétée.

Dans d'autres cas, les malades exécutent une série
indéfiniment réitérée de mouvements oscillatoires de flexion
ou de rotation de la tête, avec la régularité d'un pendule ;
ou bien la tête tourne continuellement autour de son axe
vertical. Si les mouvements de flexion sont bi-latéraux, ce
ce sont de véritables salutations. On a aussi observé des
mouvements de la tête qui au lieu d'être régulièrement
rythmés, ont un caractère convulsif (tic de Salâam ; obser-

(1) Brissaud. *Tics et spasmes cloniques*. Journal de Méd. et de
Chir. prat. 25 Janvier 1894.

vations de Steiner) (1). Monsieur Féré rattache tous ces spasmes au petit mal épileptique (2).

Tels sont les tics localisés à la région cervicale. Mais il existe une autre affection, décrite tout dernièrement par MM. Charcot (3), Gilles de la Tourette, G. Guinon, Forkasky et Chabbert, de Toulouse (4) sous le nom de « *Maladies des tics convulsifs* », caractérisée par la généralisation indifférente des mouvements et leur rapport direct avec l'état psychique des sujets. On observe presque toujours en effet chez ces tiqueurs l'écholalie, l'échokynésie, la coprolalie, le délire du toucher, la folie du doute, etc.

D'après Forkasky (5), les signes caractéristiques de la maladie des tics convulsifs sont :

1º La tendance aux obsessions ;

2º Des mouvements de nature particulière offrant un caractère psychique se répétant sous la même forme, présentant ou ayant présenté le caractère d'actes conscients ayant un but déterminé, mais se produisant spontanément sans le secours de la volonté et par conséquent sans la sensation de l'effort. Ces mouvements peuvent être réprimés par un effort de la volonté ;

3º Des contractions musculaires et fibrillaires principalement au visage, *au cou*, et souvent aussi au bras.

(1). Steiner. — *Maladie des enfants*, p. 1591.
(2) Féré. — Progrès médical. 1er décembre 1883.
(3) Charcot. — *Hystérie et tics ; diagnostic*. In Semaine médicale 1886, nº 37.
(4) Chabbert, de Toulouse. — Arch. de Neur. 1893, p. 10.
(5) Forkasky (Société des médecins neurologistes et aliénistes de Moscou, séance du 18 Déc. 1892).

4° La tendance à l'imitation quoiqu'à un degré plus faible.

L'auteur conclut : « La maladie des tics convulsifs doit « occuper, en tant que forme clinique, une place distincte. « On ne doit pas confondre avec elle les cas de tics sim- « ples, isolés. ».

On peut aussi faire rentrer dans la grande classe des tics certains troubles du mouvement, à caractères spasmo- diques, qui se rattachent à l'évolution des grandes psy- choses : hystérie, épilepsie, aliénation mentale. Les trou- bles de la motilité sont innombrables chez les hystériques ; MM. Charcot et Pitres ont signalé chez eux des tics con- vulsifs de la face et du cou. Dans la thèse d'Allard (1), on trouve plusieurs observations où, chez des aliénés, les spas- mes siégeaient à la région cervicale. Quoiqu'il en soit, dans tous ces cas, lorque le tic est la manifestation d'un état névropathique ou cérébral, il se présente sans caractères fixes, sans symptômes précis, et par cela même il échappe à toute description.

On le voit, les spasmes de la région cervicale peuvent être l'expression d'états pathologiques très divers. Comme eux, le Torticolis mental n'est qu'un symptôme. Nous allons maintenant nous efforcer d'analyser sa signification morbide(1).

---

(1) *Tics chez les aliénés*. Th. de Lyon, 1886.
(2) On consultera avec fruit la dernière édition du « Traité pra- tique des maladies du système nerveux », par MM. Grasset et Rau- zier, (*Montpellier*, 1894), qui parait au moment même de la publica- tion de notre thèse. Un intéressant chapitre de cet ouvrage est consacré à l'étude des spasmes du cou.

§ 2

Le torticolis mental

Qu'est-ce que le torticolis mental ?

Nous venons de voir les spasmes de la région cervicale apparaître dans un très grand nombre d'états morbides dont ils ne sont qu'une des manifestations. Les spasmes de l'hystérie, de l'épilepsie ne sont en réalité, le plus souvent, qu'un des moindres symptômes, un simple épisode des entités morbides dont ils dépendent, et ce symptôme, qui n'est jamais pathognomonique, s'efface au milieu d'une foule de signes plus caractéristiques.

Dans le torticolis mental, au contraire, le symptôme, la déviation de la tête, est souvent la seule expression de la diathèse qui lui a donné naissance, l'état cérébral. Dans les observations qu'on lira plus loin on ne trouvera point d'autre stigmate actuel bien appréciable de la psychopathie des sujets. De là son importance et sa valeur pathologique. Mais encore faut-il que pour mériter l'épithète de mental, le torticolis se présente avec les caractères typiques, décisifs de sa nature propre.

Le sujet atteint de torticolis mental éprouve un besoin insurmontable de faire exécuter à sa tête un mouvement convulsif. Il voudrait empêcher cette contraction de ses muscles, il ne le peut pas et sa tête obéit irrésistiblement par une sorte d'impulsion motrice inconsciente, aveugle. Le mouvement une fois exécuté, il ne peut pas parvenir à relâcher ses muscles et à remettre sa tête dans la situation normale qu'elle occupait auparavant ; il fait des efforts de volonté stériles, impuissants. Et cependant il ne s'agit là d'aucune irritation des branches nerveuses animant les muscles qui président à ce mouvement, car le sujet peut arriver et arrive très facilement à replacer lui-même sa tête dans sa position primitive. Il se contente pour cela d'appliquer deux doigts sur son menton ou sur son nez et de pousser dans le sens contraire à la déviation. Il n'emploie pas une grande force mais le spasme est vaincu comme par enchantement. Est-ce que l'effort minuscule qu'il a exercé a été seul la cause déterminante de ce résultat ? Evidemment non ! La simple apposition de deux doigts ne saurait compter pour vaincre la violence du spasme cervical.

Notre sujet vient de réussir à replacer sa tête dans sa position normale ; mais il sait qu'elle ne va pas tarder à tourner convulsivement. Aussi lui donne-t-il un point d'appui en la maintenant avec ses mains. Chose étrange, il y réussit avec la plus extrême facilité ! Et cependant l'appui qu'il lui donne est insignifiant, purement moral. S'il lâche prise sa tête s'incline de nouveau irrésistiblement. Sa volonté seule devrait suffire à maintenir sa tête en place, mais sa volonté ne commande plus à ses muscles du cou. Comme le dit M. Brissaud (1), « le malade fait à

(1) Brissaud, *in loco citato,*

« son insu un dédoublement de sa perso:.ne physique. Il
« est convaincu que, pour redresser l'attitude vicieuse, la
« force qui doit intervenir ce n'est pas seulement la
« volonté de faire agir les muscles du cou, mais la force
« de ses mains : sa volonté qui se fait obéir de ses mains
« ne commande plus à ses muscles du cou. Voilà du
« moins ce que se figure notre malade, car l'on conçoit
« facilement que dès l'instant qu'elle est capable de re-
« dresser son cou avec ses mains, il lui serait beaucoup
« plus facile de le redresser par une action des muscles
« cervicaux antagonistes ».

L'état morbide est évidement ici dans l'esprit même.
Deux points principaux sont à retenir : d'une part, impulsion inconsciente et irrésistible qui fait exécuter à la
tête un mouvement convulsif de rotation ou d'inclinaison
latérale ; — d'autre part, volonté consciente, mais impuissante à s'opposer à ce mouvement et à le corriger par la
contraction des muscles antagonistes une fois qu'il est
produit.

Chez un autre malade, dont on lira plus loin
l'observation la tête se renversait en arrière à la moindre
occasion, attirée violemment par la contraction des muscles de la nuque. Pour maintenir sa tête il se dirige en
arrière vers la muraille. Mais avant même qu'il l'ait tou-
chée, dès qu'il a la conscience, dès qu'il sent que le mur
est derrière lui, sa tête se redresse déjà et une fois appuyée
elle reprend facilement sa position normale. C'est l'idée,

l'imagination du malade qui est seule en jeu : c'est l'unique conclusion à tirer de tous ces faits.

M. Brissaud ajoute plus loin pour entraîner notre conviction : « Essayez de vous opposer par la force à ce « que quelqu'un tourne la tête ou efforcez vous de la lui « tourner contre son gré, vous verrez que c'est la chose « la plus difficile. Essayez encore de tirer sur vos deux « mains pour voir laquelle des deux est la plus forte : « vous ne parviendrez jamais à le savoir, jamais vous ne « ferez abstraction de votre volonté et l'une de vos deux « mains ne l'emportera sur l'autre que si toutes les deux « y consentent, c'est-à-dire si vous le voulez bien ; notre « main gauche n'ignore jamais ce que fait notre main « droite. Il n'y a pas de volontés partielles, locales ; il ne « peut dans notre cas en exister une pour la tête et l'autre « pour le bras. Résignons-nous à ne voir dans ce tic « qu'une mauvaise habitude contre laquelle la volonté « seule pourrait agir efficacement. »

La nature psychique de ce torticolis étant bien admise, on comprend facilement, qu'au point de vue des accidents fonctionnels (localisation de la contraction musculaire à tel ou tel groupe de muscles, caractères propres du spasme, fréquence ou intensité des convulsions, etc., il doit échapper à toute description précise. C'est dire que la déviation de la tête, la manifestation motrice, qui est le seul symptôme général de l'histoire du torticolis mental, sera réglée par l'effet de l'habitude vicieuse et de l'imagination du sujet. On conçoit donc dès maintenant que l'on puisse trouver dans les observations de torticolis mental tous les caractères particuliers que nous avons attribué aux divers spasmes de la région cervicale. Le torticolis mental peut simuler dans son expression fonctionnelle, l'hyperkinèsie du spinal, la crampe fonctionnelle de Duchenne de Boulogne, etc. etc. et nous exprimerons plus loin cette conviction que la confusion a du être commise plusieurs fois par les auteurs, méconnaissant la nature psychique de l'affection. C'est ce point de vue particulier qui nous a engagé à consacrer le premier chapitre de ce travail à la description générale des différents spasmes du cou. Le stigmate original du torticolis mental, le seul qui puisse déceler clairement sa nature cérébrale, c'est donc cette contraction singulière ; d'une part, un fonctionnement physiologique régulier d'un groupe musculaire, d'autre part, une impuissance absolue à s'en servir normalement.

Peut-on expliquer cette anomalie et trouver parmi les observations cliniques des exemples de même nature ? Le fait le plus saillant dans le torticolis mental c'est, comme nous venons de le démontrer, une sorte d'inhibition de la volonté qui, par une cause qui nous est inconnue, laisse une action psycho-motrice (contraction des muscles du cou) en dehors de son pouvoir inhibitoire.

On. définit le plus généralement la volonté : un acte conscient plus ou moins délibéré en vue d'une fin simple ou complexe, proche ou lointaine. C'est donc l'excitation produite par les idées, la réaction motrice des idées. Mais

ce n'est pas seulement ainsi que le comprend cette défini-
tion « un laisser faire, c'est aussi une puissance d'arrêt, un
pouvoir inhibitoire (1). » La volition est donc deux choses
bien différentes : une réaction motrice, un pouvoir d'arrêt.
Une idée, un état de conscience se tranforme en mouvement ou arrête un mouvement qui se produit : c'est la loi.
Nous devons nous demander deux choses, dans notre cas
particulier : pourquoi d'une part le « *Je veux redresser
ma tête* » de notre malade ne se transforme pas en mouvement, pourquoi d'autre part son « *Je ne veux pas que
ma tête tourne* » n'est pas suivi de l'effet inhibitoire psychologique.

Nous n'avons pas ici à déterminer le mécanisme
psychologique du vouloir ; il nous suffit de constater le
trouble particulier de la volonté de nos malades. La défi-
nition de l'activité volontaire, telle qu'elle vient d'être
donnée, ne peut nous fournir qu'une idée générale, nous
permettant peut-être de comprendre la nature du trouble
anormal de nos sujets, mais ne nous en donnant pas la
signification. Il faut savoir que la volonté est aussi et surtout « la réaction propre de l'individu » (2), la *raison* de
la volonté est dans le *moi*, dans ce qui caractérise la
nature particulière d'un homme et le fait *lui*. Ce moi est
à la fois la cause et l'effet de l'activité volontaire.

Mais cette activité volontaire n'est point indépendante
des autres facultés psychiques. Elle est intimement liée
au contraire à toutes les autres fonctions du cerveau ;

(1 et 2). — Ribot. *Maladies de la volonté.*

son intégrité dépend de leur intégrité. La volonté est donc sous la dépendance de tous les troubles, de toutes les dépressions de l'état cérébral. C'est sa débilité, son impuissance que manifestent le torticolis mental ; c'est l'idée, l'imagination qui influent sur elle, qui la paralysent. Notre malade ne peut pas parvenir à empêcher sa tête de tourner, ne peut pas redresser la tête, parce qu'il croit, parce qu'il s'imagine que ces actions lui sont impossibles. On pourrait, nous semble-t-il, rapprocher ces cas des *paralysies psychiques* étudies par Reynolds, Charcot et d'autres auteurs : le malade est paralysé parce qu'il se croit paralysé.

Le torticolis mental, c'est donc plus qu'une maladie de la volonté, c'est une maladie de l'esprit. Si le « *Je veux* » est impuissant, c'est que le « *moi* » est malade, ce moi qui est la cause unique de la volonté.

Or, « le moi en tant qu'il réagit, est un produit extrê-
« mement complexe que l'hérédité, les circonstances phy-
« siques antérieures à la naissance et postérieures à la
« naissance, l'éducation, l'expérienc ont contribué à for-
« mer (1). » Suivant l'héritage qui lui aura été transmis, suivant les circonstances qui auront accompagné son évolution, tel individu sera normal, tel autre sera fou. Mais entre l'homme normal et l'homme complètement aliéné, il y a place pour toute une catégorie d'êtres possédant toute la lucidité du premier, mais ayant certaines des lésions morales et intellectuelles du second. Ceux-là seront les fous moraux, les « *Dégénérés* ».

(1) Ribot, *in loco citato*.

Nous nous réservons d'étudier plus loin le rapport de la dégénérescence et du torticolis mental. Il nous sera sans doute facile de démontrer que nos malades sont tous des prédisposés, par dégénérescence, aux divers troubles de la fonction psychique. Nous pourrons les faire rentrer dans cette classe si intéressante des psychopathes lucides, si bien étudiée dans ces dernières années.

La description que nous venons de donner du torticolis mental et les réflexions qu'elle nous a suggérées établissent clairement sa nature cérébrale. Chez nos malades, la déviation de la tête avec ses caractères singuliers, est peut-être le seul stigmate apparent qui nous révèle la psychose, et c'est précisément cette curieuse localisation qui nous a fourni le prétexte de ce travail. Mais il est facile de comprendre que cette manifestation particulière que nous avons nommé torticolis mental ne doit être qu'un des multiples symptômes de la psychopathie. Si nous signalons le torticolis mental, d'autres auteurs ont signalé d'innombrables faits qui tous relèvent directement du trouble psychique, qui tous sont des manifestations analogues à celle que nous avons décrite.

Billod (1) rapporte le fait suivant : Un homme de soixante-cinq ans, notaire, d'une intelligence très développée, vigoureux, tomba tout à coup dans un état de mélancolie profonde, se croyant ruiné. « La faculté qui « nous a paru la plus atteinte, écrit l'auteur de cette

____

(1) Annales médico-psychologiques. Cité par Ribot, _in loco citato_, p. 43.

« observation, parait être la volonté ; le malade accuse
« une impossibilité fréquente de vouloir exécuter certains
« actes, bien qu'il en ait le désir et que son jugement
« sain, par une sage délibération, lui en fasse voir l'op-
« portunité, souvent même la nécessité... » Il fut décidé
pour tâcher de lui procurer une diversion favorable qu'il
entreprendrait un voyage en Italie. Le malade partit pour
Marseille. Il devait, avant de s'embarquer, faire une pro-
curation pour autoriser sa femme à vendre une maison.
« ... Il la rédige lui-même, la transcrit sur papier timbré
« et s'apprête à la signer lorsque surgit un obstacle sur
« lequel nous étions loin de compter. Après avoir écrit
« son nom il lui est de toute impossibilité de parapher.
« C'est en vain que le malade lutte contre cette difficulté.
« Cent fois au moins il fait exécuter à sa main au-dessus
« de la feuille de papier, les mouvements nécessaires à
« cette exécution, ce qui prouve bien que l'obstacle n'est
« pas dans la main ; cent fois sa volonté rétive ne peut
« ordonner à ses doigts d'appliquer la plume sur le papier.
« M. P... sue sang et eau ; il se lève avec impatience,
« frappe la terre du pied, puis se rassied et fait de nouvelles
« tentatives ; la plume ne peut toujours pas s'appliquer
« sur le papier. Niera-t-on ici que M. P... ait le vif désir
« d'achever sa signature et qu'il comprenne l'importance
« de cet acte ? Niera-t-on l'intégrité de l'organe chargé
« d'exécuter le paraphe ? L'agent parait aussi sain que
« l'instrument mais le premier ne peut pas s'appliquer sur
« le second La volonté fait évidemment défaut. Cette

« tentative a duré trois quarts d'heure ; cette succession
« d'efforts a enfin abouti à un résultat dont je désespé-
« rais : le paraphe fut très imparfait, mais il fut exécuté... »

Tel est le point le plus saillant de l'observation. L'auteur rapporte encore plusieurs faits de cette impossibilité de
vouloir, malgré le désir, qui se produisirent dans la suite.
Il termine par cette remarque : « les mouvements instinc-
« tifs, de ceux qui échappent à la volonté proprement
« dite n'étaient pas entravés chez notre malade comme
« ceux qu'on peut appeler ordonnés. C'est ainsi qu'en
« arrivant à Lyon, au retour, notre malle-poste passa par
« dessus une femme que les chevaux avaient renversée.
« Notre malade retrouva toute son énergie et sans attendre
« que la voiture fut arrêtée, rejeta son manteau, ouvrit la
« portière et se trouva le premier descendu auprès de cette
« femme. »

Nous n'avons rappelé cet exemple que pour mettre en
relief le trouble de la volonté, l'aboulie. Il est à cet égard
assez significatif. Les observations analogues ne manquent
pas dans la littérature médicale, qu'il s'agisse comme dans
l'exemple précédent d'un trouble de la volonté, ou bien
encore de la mémoire ou des autres facultés psychiques.
Il ne rentre pas dans le cadre que nous nous sommes
tracé d'insister plus longuement sur ce point.

DEUXIÈME PARTIE

OBSERVATIONS

OBSERVATION I

*Due à l'obligeance de M. Brissaud et recueillie par
M. le Docteur Pampoukis (d'Athènes).*

M. X..., âgé de 64 ans, est d'une famille arthritique ; il a trois frères qui ont eu des accidents de la lithiase urinaire.

Il a souffert de névralgies pendant son enfance. A l'âge de 25 ans, il a eu des hémoptysies répétées et un peu plus tard, des troubles digestifs assez accusés. Il est très nerveux, irritable, tantôt gai, tantôt triste.

Il y a cinq ans, après avoir dormi toute une nuit en plein air, le malade fut pris d'un rhumathisme à l'épaule droite, qui s'étendit ensuite au coude ; guérison parfaite cinq mois après.

Il y a un an, à la suite d'émotions morales violentes et prolongées, M. X... s'aperçut que sa tête tournait lentement et *involontairement* vers le côté droit. Peu énergiques au début, les contractions augmentèrent graduellement d'intensité. En même temps, le malade accusait une douleur localisée derrière l'apophyse mastoïde droite, sur l'occiput ; cette douleur était continue, mais devenait plus violente toutes les fois que la tête tournait involontairement à droite.

Trois mois après le début de l'affection, le malade fut soumis pendant vingt jours consécutifs aux courants faradiques (cinq minutes à chaque séance). La faradisation avait lieu sur les deux muscles sterno-cleido-mastoïdiens et sur les trapèzes. Ce traitement fut sans aucun résultat.

Sur les conseils d'un autre médecin, le malade se rendit à la station thermale d'Aydissos, où il prit, pendant un mois environ, des bains chauds alcalins. Consécutivement, il usa de frictions sur les muscles du cou, avec divers *liniments narcotiques*.

Au mois d'octobre 1893, nouvelles tentatives d'électrisation : courants continus d'abord, ensuite courants ininterrompus. Application de chloroforme sur les muscles du côté gauche. Bromure à l'intérieur. Massage du côté gauche du cou, frictions *narcotiques* à droite. Ces divers essais thérapeutiques échouèrent totalement. Bien plus, le malade les accuse d'une aggravation : la douleur rétro-mastoïdienne a augmenté ; les contractions musculaires sont devenues plus fréquentes.

Les mouvements involontaires du cou étaient directement influencés et devenaient plus fréquents pendant les troubles dyspeptiques auxquels le malade était sujet ; le moindre refroidissement agissait de la même façon.

Etat actuel. — Le malade assis ou debout tient toujours sa main sous sa machoire inférieure du côté du droit, en appliquant constamment son doigt indicateur contre l'apophyse mastoïde droite ; dans cette attitude le malade trouve un soulagement, car il parvient ainsi à empêcher la déviation de la tête à droite. Mais dès qu'il enlève sa main de cette position, la tête tourne convulsivement à droite, la face regardant un peu en haut. Il peut aussi, toujours en se servant de sa main, corriger la déviation une fois qu'elle est produite et forcer la tête à reprendre sa position normale. Pendant le spasme, le muscle sterno-mastoïdien gauche devient dur et se tend violemment comme une corde. La contraction, au bout de deux ou trois minutes devient fatigante pour le malade qui avec l'aide de ses mains replace sa tête dans l'axe. Mais aucune position ne satisfait le malade qui souffre de douleurs dans l'apophyse mastoïde droite. D'ailleurs l'effet de la main appliquée sur la mâchoire n'est pas persistant : au bout d'un temps variable la tête finit par se dévier encore irrésistiblement à droite.

Au début de l'affection, le malade pouvait, pendant le sommeil, appuyer sa tête indifféremment des deux côtés, sans ressentir de douleurs, ni éprouver de contractions. Quelques mois après, il ne pouvait se coucher du côté droit, qu'à la condition d'interposer sa main entre le lit et l'apophyse mastoïde droite. Tout dernièrement, le sommeil devint absolument impossible dans cette position qui n'empêchait plus les contractions musculaires. Enfin actuellement, il n'est plus possible au malade de se coucher, soit à droite, soit à gauche ; le sommeil est presque impossible et les nuits sont devenues extrêmement pénibles (1).

OBSERVATION II (Brissaud)

Recueillie par M. Feindel.

Homme de 50 ans ; pas d'antécédents héréditaires.

Très nerveux et très irritable ; — sensibilité normale ; — rhumatisme aigu en 1878.

Depuis cette époque a eu à diverses reprises de petites douleurs dans le bras droit. Il est très sensible aux modifications de la température. A son lever, il a fréquemment des fourmillements dans les doigts, la main et l'avant-bras droits.

Au mois de septembre 1892, le malade commença à ressentir un sentiment de gêne dans les muscles du cou ; cette gêne arrivait par accès, laissant chaque fois quelques jours de tranquillité. Il en compare l'effet et l'intensité à ce que produirait un « *coup d'air* ». A ce moment, des raisons morales aidant, son caractère s'altéra. En même temps la gêne s'accrût, et par la durée des accès qui ne laissèrent plus guère entre eux d'intervalles de calme et par l'intensité de la douleur de la nuque. Cette douleur, sourde et agaçante, commençait un peu en dessous de l'occipital pour s'arrêter à la naissance du dos. Des tiraillements dans les muscles se font

(1) Les figures 1 et 1 *bis* de la planche I représentent le malade qui fait l'objet de cette observation.

sentir et le malade commence à tenir sa tête renversée en arrière.

Vers le mois de décembre apparurent des crises de larmes. Le malade souffrait un peu plus avant la crise, mais pendant la durée de celle-ci, il n'y avait pas d'exacerbation. Un cri, un bruit insolite, une conversation prolongée lui faisaient mal et souvent provoquait la crise. Naturellement sobre, il cessa de lui-même. de prendre du vin, du café, des liqueurs, qui, dit-il, l'énervaient.

Au mois de janvier 1893, il vient consulter à la Salpétrière. Les mouvements du cou s'étaient accentués et sa tête était presque continuellement dans l'extension forcée. Mis au traitement des bains, de l'électricité statistique il eut plusieurs crises de larmes sur le tabouret.

Le voyage de chez lui à la Salpétrière le fatiguait beaucoup ; il ne mangeait plus, maigrissait ; les phénomènes spasmodiques et douloureux allaient toujours en s'accentuant ; c'est dans ces conditions qu'il entre à la salle Damaschino (février 1893). Son état reste d'abord stationnaire, puis s'améliore quelque peu.

Il eut, à ce moment, la grippe avec plusieurs récidives, puis un peu de pleurite du côté droit. En même temps (juin 1893) survient un œdème considérable des pieds et des jambes. Les renversements de la tête en arrière sont moins violents. Vers la fin de juillet 1893, il souffre d'un point situé à droite du thorax, près du pli de l'aisselle, à 6 cent. au-dessous de la clavicule, à 4 cent. en dedans de l'aisselle. C'est une douleur lancinante qui correspond dans le dos. Lorsque le malade baille, respire fort, la douleur est très vive ; lorsqu'il ne parle pas. reste immobile la douleur disparait complètement. Puis il ressentit une douleur de reins s'étendant un peu en ceinture, qui disparut au bout de quelques jours. Quant à la douleur du thorax, elle se déplace et atteint le bord supérieur droit du trapèze où elle se fixe. Un effort, l'ingestion d'une boisson froide, le travail de la digestion l'augmentent. La pression sur la partie moyenne du bord supérieur du trapèze à droite est douloureuse ; sur tout autre point du cou et de la nuque la pression est indolente.

Les mouvements spasmodiques d'extension du cou sont peut-être moins étendus et moins violents que lors de son entrée à l'hôpital, mais ils se produisent toujours et se succèdent rapidement les uns aux autres. Les muscles de la face se contractent aussi, surtout à la partie inférieure ; l'orbiculaire des lèvres et surtout le carré du menton semblent très actifs. Les bras sont dans un état d'agitation continuelle. Le malade semble ne jamais être satisfait de la position de son corps.

Pendant les mouvements de la tête qui se produisent par saccades et la portent en arrière, le trapèze est très dur ; les sterno-cléido-mastoïdiens le sont beaucoup moins. Quant aux peauciers du cou, c'est surtout le droit qui se contracte mais tout-à-fait indépendamment des muscles de la nuque. Pendant une seule extension de la tête, tantôt il y a deux ou trois extensions du peaucier, tantôt pas du tout.

Le malade n'a aucun mal dans les jambes, les pieds ne sont plus enflés. Au mois de septembre 1893, la douleur du côté droit se déplace et se porte à l'angle inférieur de l'omoplate gauche. Le 13 octobre, le malade indique comme point douloureux la partie moyenne du muscle sterno-cléido-mastoïdien gauche. Cette douleur siège en un point limité ; elle est continuelle, mais s'exaspère par moments. La pression ne la modifie pas ; le malade la compare à un coup de couteau.

Lorsque le malade est énervé, par exemple par un interrogatoiée, il prend une série d'attitudes singulières : les membres sont dans une situation quelconque, mais tous les muscles sont contractés (volontairement) au bout de quelques secondes. Le malade change de place à chaque instants ; il fait exécuter aux diverses parties de son individu une série de mouvements quelconques, et maintient contractés les muscles qui ont produit le mouvement. En un mot, il se *fige* dans chaque position nouvelle qu'il prend.

Le spasme proprement dit ne porte que sur les muscles de la nuque. L'épaule gauche est un peu abaissée, la tête tétanisée en arrière et un peu à gauche. Dans le spasme, le cou semble gonflé. Les muscles des lombes sont raidis aussi de temps en temps. Quant à la limite en arrière du mouvement tétanique, il va jusqu'à rendre la face horizontale.

C'est le trapèze au niveau de son bord oblique supérieur qui semble surtout agir ; par son gonflement il donne la sensation d'un effort énergique.

Le malade adore que l'on s'occupe de lui, cherche au besoin un interlocuteur, pleure, grince des dents, raconte ses souffrances. Dans ce cas, les différents mouvements se succèdent plus vite que lorsqu'il est seul.

Il est à remarquer que lorsque le malade est occupé par des mouvements volontaires ou automatiques (marche, occupation manuelle quelconque) le spasme des muscles de la nuque se présente avec bien moins d'intensité que lorsqu'on fixe son attention ou qu'on lui fait interroger sa mémoire. Les mouvements volontaires paraissent avoir le pouvoir d'atténuer le spasme, l'attention volontaire paraît au contraire avoir celui de l'exagérer.

<hr>

OBSERVATION III (Souques)

(*Résumée*)

Une jeune fille de 25 ans se présente à la consultation externe de la Salpêtrière avec un spasme clonique du cou. Elle tourne irrésistiblement sa tête vers l'épaule droite, en l'inclinant, pendant quelques secondes, puis la tête reprend sa position normale pour reprendre bientôt sa position spasmodique, et ainsi de suite.

En interrogeant cette malade on apprend qu'elle a des antécédents héréditaires névropathiques et que le début du spasme remonte à trois mois. A cette époque elle avait eu une fluxion dentaire de la joue droite qui avait duré quatre à cinq jours. Pendant cette fluxion, pour éviter la douleur, elle avait pris l'habitude de tourner sa tête à droite et de la maintenir le plus longtemps possible dans cette position. Or, quelques jours après la guérison de sa fluxion dentaire, sa tête se mit à tourner malgré sa volonté, vers l'épaule droite, d'abord transitoirement pendant la journée, puis d'une manière presque continuelle. Le spasme ne cessait que dans le sommeil.

Actuellement, cette malade, vigoureuse et bien portante, ne présente aucun stigmate d'hystérie, ni de neurasthénie. Elle n'a, jusqu'au début de son spasme du cou, fait aucune maladie sérieuse, Pendant qu'on l'interroge ou qu'on l'examine, sous l'influence de l'émotion, les secousses spasmodiques augmentent de fréquence. Mais par l'influence de la volonté elle peut les suspendre momentanément (une minute environ). Si, au contraire elle appuie sa main sur sa joue droite, elle les arrête facilement et pendant plusieurs minutes. C'est du reste dans cette attitude qu'elle se présente à la consultation (1).

Nous n'avons pu, à notre grand regret, nous procurer toutes les observations des malades atteints de torticolis mental que M. Brissaud nous présenta au mois de janvier dans la leçon qu'il fit à la Salpêtrière. Un seul de ces malades figure dans nos observations ; c'est celui qui fait l'objet de la deuxième.

Pour réparer cette lacune dans une certaine mesure, nous croyons utile de reproduire ici quelques extraits de cette conférence. Il s'agit de trois autres malades atteints du torticolis mental que M. Brissaud nous présenta en ces termes :

(1) Les photographies 2 et 2 bis de la planche II représentent la malade qui fait le sujet de cette observation.

I. — Voici une malade qui montre une contraction énergique des muscles abaisseurs de la tête sur l'épaule. Elle tient sa tête à deux mains, pour l'empêcher de s'incliner : notez qu'elle y réussit. Si elle lâche prise, sa tête va s'incliner de nouveau. Et cette femme est convaincue que pour redresser l'attitude vicieuse, la force qui doit intervenir, ce n'est pas seulement la volonté de faire agir ses muscles du cou, mais la force de ses mains...... La contraction dont il s'agit, d'ailleurs n'est nullement douloureuse. C'est une simple manie, un acte obsédant provoqué par je ne sais quelle minuscule hallucination psychomotrice (1).

2. — L'homme que voici ne peut s'empêcher de tourner la tête à gauche, si ce n'est en la maintenant, lui aussi, avec sa main : Croyez-vous trouver là comme cause l'irritation du spinal, qui anime les muscles présidant à ce mouvement ? Assurément non, s'il y avait une compression quelconque de ce nerf, le sujet ne pourrait pas replacer sa tête lui-même. C'est bien sa seule *idée* qui le force à exécuter ce mouvement.....

3. — Ce troisième malade présente toujours le même spasme du cou. Par moments, sa tête se tourne à droite irrésistiblement. Est-ce l'hyperkinésie du spinal qui est en cause ? Pas davantage, et vous êtes bien vite édifiés, car celui-là n'emploie pas une grande force pour vaincre son spasme : il se contente d'appliquer deux doigts sur le menton. Cet homme est cependant ainsi depuis cinq ans. Rien n'a pu le guérir de cette névrose, véritable folie, où deux choses se mêlent, où l'on ne sait laquelle l'emporte sur l'autre : une impulsion motrice inconsciente et impérieuse ; une volonté consciente mais mal renseignée, déraisonnable et impuissante à arrêter le phénomène convulsif par le moyen simple et normal. obligée pour triompher, de recourir à un détour puéril, à une sorte de supercherie maladive. Car, contre un spasme du cou si violent, la seule apposition de deux doigts ne compte pas ; si faible pourtant que soit le secours apporté à la résistance, l'imagination du sujet s'en contente (2).

(1) Les photographies 1 et 1 bis de la planche II représentent cette malade.
(2) Brissaud, *in loco citato,*

TROISIÈME PARTIE

---

§ 1.

Genèse et étiologie

Morel écrivait en 1857 dans la préface de son remarquable traité des dégénérescences : « Il est impossible « désormais de séparer l'étude pathogénique des maladies « mentales de celles de causes qui produisent les dégé- « nérescences fixes et permanentes. »

Ces lignes n'ont jamais cessé d'être vraies. Il semble même que, depuis l'époque où elles ont paru, ce rapport de la dégénérescence et des troubles de l'état mental est devenu plus étroit, plus intime. On ne se contente plus de dire maintenant : tout aliéné est un dégénéré, mais on dit encore : tout dégénéré est fatalement un aliéné à un degré plus ou moins marqué.

Après ce qu'il a été dit précédemment, nous pouvons admettre comme démontrée la nature du torticolis qui nous occupe. Nous devons maintenant rechercher les causes qui président à son apparition, les raisons qui le créent. La cause première, fondammentale, déterminante du torticolis mental, sa raison d'être en quelque sorte, c'est la dégénérescence du sujet. Il est donc naturel que nous étudions d'abord cette cause première, nous réservant de nous occuper ensuite des causes de second ordre qui n'en sont que le résultat (émotions, idées fixes, habitudes, etc.)

Ce serait sortir du cadre que nous nous sommes imposé d'entreprendre l'étude de la dégénérescence ; mais il nous parait indispensable, pour les besoins de notre cause, de fixer en quelques mots ses principaux traits.

Le célèbre aliéniste de Saint-Yon l'a définie : « Une « déviation maladive du type normal de l'humanité (1). » Les causes de la dégénérescence de l'espèce humaine sont multiples ; on peut les ramener à deux principaux types : causes d'ordre pathologique, causes d'ordre social :

Les maladies chroniques, tuberculose, athérome, syphilis, impaludisme, carcinome, diabète, rhumatisme, etc., qui produisent dans les tissus des métamorphoses régressives irrémédiables et qui réagissent sur tout l'organisme par altération de la nutrition ; — l'influence des milieux, les conditions cosmiques et géographiques, le genre de vie, l'alimentation insuffisante qui retentissent sur la nutrition générale et dégénèrent secondairement les tissus.

Dans un autre groupe nous trouvons les intoxications : le plomb, l'opium, le tabac, l'alcool, — l'alcool, en parti-

---

(1) **Morel.** — *Traité des dégénérescences physiques, intellectuelles et morales de l'espèce humaine.*

culier, qui à lui seul constitue une des sources les plus fréquentes de dégénérescence et qui entre pour un tiers dans l'étiologie des diverses formes de l'aliénation mentale. — Puis enfin, la source non moins fertile que la dégénérescence trouve dans les raisons d'ordre social : l'immoralité, la prostitution, les excès de tout genre dans les grandes villes, la misère et une nourriture insuffisante dans les campagnes.

Constatons aussi l'influence abâtardissante de la civilisation, soumise à l'évolution vertigineuse que subit actuellement la race humaine ; les campagnes sont abandonnées et c'est dans les villes une funeste pléthore, où la lutte pour la vie, le surmenage cérébral conduisent irrémédiablement à la déchéance organique.

La dégénérescence une fois établie, l'hérédité la transmet. C'est par l'influence de l'hérédité que toute l'espèce humaine est atteinte et dégradée. Et ce ne sont pas seulement les tares physiques qui se transmettent des parents aux descendants, mais aussi toutes les décrépitudes morales, toutes les aberrations intellectuelles. Il se produit ainsi, fatalement, toute une série d'organismes décroissants, condamnés à la dégénérescence pathologique, et, par là même, l'hérédité en est la cause la plus générale et la plus grave. Hérédité, — transmission, — dégénérescence, telle est la règle absolue !

On peut grouper la grande famille des *héréditaires dégénérés* (Magnan) autour de trois types :

1° Ceux qui naissent idiots ;

2° Ceux qui naissant faibles d'esprit sont susceptibles de devenir imbéciles à un moment donné ;

3° Ceux que l'on a appelé les *Dégénérés supérieurs*, susceptibles, par antithèse, d'un grand développement intellectuel, mais plus ou moins déséquilibrés au point de vue moral.

Les psychopathes lucides dont nous avons parlé dans la première partie de notre thèse et parmi lesquels nous avons voulu classer nos *mentaux* sont tous, à un degré quelconque, des dégénérés. Ils apparaissent complètement raisonnables sans doute, discutant logiquement avec eux-mêmes, mais indécis, irrésolus, sans volonté, esclaves d'une obsession ou dominés par une idée fixe. Si on les interroge, si on les examine, on décèle bientôt chez eux le sceau héréditaire et les stigmates de la dégénérescence. Nous pourrons employer à leur endroit l'expression spirituelle de Lasègue et dire : « Ils n'ont plus leur virginité cérébrale ! »

Et tous ces dégénérés, tourmentés si souvent d'obsessions, d'impulsions, de phobies, manifesteront un jour au moindre prétexte de leur imagination, ces troubles bizarres du caractère, de la volonté ou de la conscience que l'on a appelés tics psychiques, aboulie, agoraphobie, folie du doute, délire du toucher, onomatomanie, claustrophobie, etc., etc.

Nous allons essayer de rechercher, dans le cas particulier qui nous occupe, la genèse, la cause occasionnelle du tic que nous avons nommé *Torticolis mental*.

Si nous considérons l'origine de ces accidents, nous voyons qu'ils ne sont spontanés qu'en apparence, qu'il y a toujours quelque fait réel, quelque insignifiant qu'il paraisse, trouble physique ou émotion ressentie par le malade, qui en marque le début. Interrogés sur le début de leurs accidents, les malades hésitent souvent à attribuer à une cause quelconque la rotation de leur tête : les spasmes des muscles du cou se sont installés insensiblement sans qu'ils s'en doutent. Souvent même c'est leur entourage qui leur signale tout d''abord la déviation.

Cependant, dans certains cas, ils invoquent une cause bien déterminée. La malade qui fait l'objet de l'observation III eut une fluxion dentaire et c'est à la suite, qu'apparurent les premiers spasmes. Ici, la filiation paraît facile à établir. Pour s'éviter la douleur que les mouvements provoquaient et pour relâcher les muscles correspondant au côté de sa fluxion, la malade immobilisa sa tête dans une position vicieuse. L'enflure disparue, la douleur calmée, il est probable que l'influence de l'imagination et de l'idée fixe, consciente ou inconsciente, à l'état de veille ou à l'état de rêve, fit alors son œuvre et provoqua les accidents du torticolis mental.

Les malades invoquent aussi quelquefois le refroidissement et lui attribuent la première cause de leur mal. Sans vouloir donner à leur opinion plus de valeur qu'elle ne mérite, puisque pour eux elle est toute mécanique, on ne peut nier que des troubles mentaux consécutifs au refroidissement, aient été observés par Larrey, Parry, Resch,

Brush, Ball, Pick (1). D'autres auteurs, Friedreich, Chiarurgi, Amelung, Meckel, Osiander, parlent aussi des influences exercées par les variations de la pression atmosphérique sur le développement des exacerbations maniaques (2). On peut ajouter à ces causes physiques la fatigue, l'épuisement, le traumatisme. Mais on ne doit point oublier que le point essentiel c'est la façon dont l'imagination du sujet interprète ces divers phénomènes (*suggestion traumatique* de Charcot).

Telles sont les causes apparemment génératrices les plus habituelles produites par les agents extérieurs. L'influence du physique sur le moral est assez connue, assez évidente pour permettre de ne point y insister.

Les causes d'ordre moral sont plus intéressantes à étudier et celles qui certainement influent, avec le plus d'efficacité, sur le développement rétrospectif des accidents spasmodiques. Il est hors de doute que les dégénérés se distinguent au plus haut degré par leur impressionabilité aux émotions morales. « Cette impressionalité, « condition de l'instabilité mentale, est une des premières « conséquences de l'hérédité morbide (3) ». Un choc moral est capable, sans aucun doute, de provoquer toutes les manisfestations pathologiques qui sont sous la dépendance de l'hérédité et de la dégénerescence. Ce sont les

---

(1). Pick, *Ueber Psychosen von seltener Ætiologie.* (Berl. Klin. Woch. XXII, p. 643). Recueilli dans Ch. Féré. — *Pathologie des émotions*, p. 54.

(2). Morel. *Etudes cliniques*, t. I, p. 286.

(3) Ch. Féré, *in loco citato*, p. 482.

émotions tristes et dépressives, les chagrins, la peur, la douleur, qui ont le rôle le plus évident dans l'étiologie des tics spasmodiques ou imitatifs qui relèvent de l'état mental.

Voici un fait cité dans le traité de Boyer et rapporté par Wepfer qui nous paraît très démonstratif : Un homme avait un torticolis causé par l'action convulsive des muscles du cou toute les fois qu'il avait du chagrin ou qu'il ressentait de profondes émotions ; les mouvements devenaient absolument libres quand le calme renaissait dans son âme. L'observation manque de détails, mais ne peut-on porter sur ce cas le diagnostic de torticolis mental.

Dans l'observation I, nous avons également constaté que la déviation involontaire de la tête apparut, chez le malade, à la suite d'émotions morales, fortes et prolongées ; on peut regretter que le caractère de ces émotions n'ait pas été noté.

Telles sont les raisons occasionnelles que l'on peut trouver dans la genèse du torticolis mental. Mais, nous ne saurions trop le répéter, elles sont, en réalité, d'ordre secondaire et ne doivent leur effet qu'à la cause première et fondamentale : la dégénérescence du sujet. Chez l'homme normal, sans prédispositions héréditaires morbides, ces mêmes raisons ne se transformeraient pas en influences génératrices, n'aboutiraient à aucune manifestation pathologique. Elles sont la graine qui ne saurait germer et croître sans le terrain.

L'interrogatoire des malades, atteints de torticolis

mental, nous signale toutes ces causes, plus ou moins intimement liées avec le début des spasmes musculaires. Si, poussant plus loin nos investigations, nous nous renseignons sur leurs antécédents pathologiques, nous trouverons souvent dans leur histoire le rhumatisme chroniques, le diabète, la goutte, la gravelle urinaire, etc. Le rhumatisme, en particulier, se présente très souvent dans les observations et plusieurs auteurs paraissent lui faire jouer un rôle important dans la pathogénie des spasmes musculaires. On a rapproché de ces faits le lien étroit de l'arthritisme et de la névropathie qui a permis à M. le professeur Landouzy de créer la diathèse neuro-arthritique.

Faut-il voir, dans ces conditions morbides spéciales, une simple coïncidence sans aucune signification étiologique, ou bien, doit-on admettre que, créant dans une certaine mesure une prédisposition, elles favorisent l'évolution des accidents du torticolis mental ?

Nous sommes loin de rejeter l'effet des causes occasionnelles, et ce que nous avons dit à ce sujet le prouve bien, mais après avoir admis la nature psychique du torticolis mental il serait invraisemblable d'affirmer un rapport trop étroit entre son existence et les diathèses particulières des sujets qui en sont atteints. Voilà donc comment on pourrait comprendre la question. Nos malades sont des dégénérés, des héréditaires. S'ils sont marqués du sceau de la tare héréditaire dans leur état cérébral, ils n'ont certes pas échappé à l'influence dégradante de l'hérédité sur les autres fonctions organiques. Leur héritage pathologique est complexe. Vraisemblablement leurs réparations fonctionnelles sont défectueuses, les phénomènes physiologiques de leur nutrition s'opèrent mal. Ils entrent dans la classe des *Ralentis* de M. le professeur Bouchard. Nous pourrons donc trouver chez eux, avec les stigmates de la dégénérescence cérébrale, toutes les autres marques des diverses dégénerescences organiques : le rhumatisme, la goutte, le diabète, la lithiase urinaire, etc. Ainsi toutes ces conditions s'enchaînent : le torticolis mental est un syndrôme épisodique de la dégénérescence mentale, la tare diathésique est le syndrôme de la dégénérescence organique. La cause dans les deux cas est la même : c'est la dégénérescence !

Telles sont les conditions générales qui président à l'étiologie du torticolis mental. Celui-ci vient de s'établir, manifestement cérébral, chez un héréditaire dégénéré. Peut-on maintenant entrer plus intimement dans la pathogénie de ces mouvements spasmodiques involontaires et expliquer le mécanisme de leur production ? La difficulté de cette tâche nous donnera le droit d'être bref.

Dans le torticolis mental, la volonté paraît en quelque sorte paralysée localement ; c'est, en d'autres termes, une inhibition topographique. Elle commande à tous les centres moteurs sauf à celui qui commande les muscles du cou. L'association psycho-motrice qui empêcherait la tête d'exécuter un mouvement de torsion ne se fait plus. Cette cause inhibitoire continue ses effets ; la volonté du malade manifeste toujours la même impuissance à s'opposer à la déviation. C'est ici qu'intervient l'influence pernicieuse de l'habitude. « *Le pouvoir dynamique de nos centres psycho-moteurs croit en raison directe du fonctionnement de ces mêmes centres et de la répétition de ces actes* ». Par une analogie frappante, on peut rappeler que les muscles des mollets, par exemple, acquièrent une puissance d'action directement proportionnelle à l'exercice auquel ils sont soumis (danseuses, vélocipédistes, etc.). C'est toujours le vieil axiome : la fonction fait l'organe. Notre malade n'est point soustrait à cette loi. Les mouvements de son cou qui ne sont plus dominés par l'action de sa volonté débile ne s'arrêtent plus et finissent par être irrémédiablement soumis à cette tendance invincible de l'habitude.

Il paraît difficile de donner une explication plausible de cette inhibition s'exerçant sur certains centres psycho-moteurs et conservant à d'autres leur entière intégrité. Charcot a essayé de la donner en faisant intervenir dans ce sujet l'influence de l'idée fixe et des obsessions. Le sujet, par sa propre suggestion, se déclarerait impuissant à arrêter ou à exécuter un mouvement donné. Suivant les cas, il se donnerait un tic ou une paralysie. Charcot appelle cette action du sujet sur lui-même de *l'auto-hypnotisation.*

Cette explication est absolument vraie et s'applique très bien aux sujets nerveux, susceptibles de tomber en état hypnotique Les faits de ce genre ne sont point rares chez les névropathes ; nous avons parlé de cette notion dans la première partie de notre travail au sujet des *paralysies psychiques*. En voici quelques exemples caractéristiques : Un homme assiste à l'enterrement de son neveu qui a eu le bras coupé après un accident de machine, et il rentre avec une monoplégie du bras (1). — Un ouvrier qui travaillait le plomb imite la paralysie des extenseurs de son camarade (2). — Une femme est atteinte d'une paraplégie semblable à celle d'une femme syphilitique qu'elle a vue auprès d'elle (3), etc. Ces faits intéressants sont des types parfaits de paralysie psychique par auto-suggestion.

Cette génèse psychique démontrée pour les accidents hystériques ne semble pas douteuse chez les mentaux. Quant au mécanisme de cette inhibition volontaire et des phénomènes psychologiques qui font remonter le sujet d'un refroidissement ou d'un traumatisme local à l'idée et qui transforment cette idée en manifestation visible, en torticolis, il est excessivement complexe, relève de la psychologie pure et, dans l'état actuel de nos connaissances, impossible à démêler.

(1 et 2). — Pierre Janet. *Accidents mentaux des hystériques* p. 115.

(3) Souques. *Etude des syndromes hystériques simulateurs des maladies organiques de la moelle épinière.* Observ. XXXIV, p. 87.

§ 2.

Diagnostic. — Pronostic. — Traitement.

Diagnostic. — Les explications que nous avons données dans la première partie de ce travail au sujet de la description du torticolis mental, les observations qui suivent, montrent bien que le seul point à rechercher pour pouvoir poser le diagnostic, c'est la nature mentale de l'affection. Il n'y a qu'un diagnostic à faire, celui de l'épithète.

Pour arriver à déceler cette nature mentale, il faut procéder par exclusion. L'examen minutieux de la région et l'absence de signes spéciaux permettront tout d'abord d'éliminer les diverses variétés de torticolis par lésion organique : tumeurs cerébro-spinales, mal sous-occipital, lésions rachidiennes, lésions osseuses, irritation des nerfs. Les affections organiques une fois éliminées nous n'avons plus que les torticolis par névrose.

Le torticolis mental peut être rapporté dans certains cas à l'hystérie, à la neurasthénie, à l'épilepsie, mais nous rappelons que nous n'avons en vue dans cette étude que le torticolis mental qui, ne pouvant être rattaché à l'hystérie, ni à la neurasthénie..., constitue à lui seul tout le tableau morbide. Nous avons fait voir qu'en réalité on pouvait trouver chez le sujet qui en est porteur certains stigmates de la dégénérescence ; il n'est donc pas étonnant que, dans certains cas, il paraisse difficile de le différencier nettement des variétés de l'hystérie, de la neurasthénie..., puisque ces maladies sont elles-mêmes le résultat de la dégénérescence héréditaire ou acquise. Essayons cependant d'éliminer les principales névroses qui peuvent le déterminer.

Il est rare que le torticolis soit longtemps un syndrome isolé de *l'épilepsie*. Celle-ci se caractérise par d'autres symptômes (attaques) ; en cas de doute, le traitement bromuré servirait de pierre de touche.

La *neurasthénie* est aussi une maladie des dégénérés. Les neurasthéniques peuvent faire des torticolis par le même mécanisme. Comme les épileptiques, ils sont dominés par les idées fixes, les obsessions, les impulsions irrésistibles, les phobies et tous ces troubles peuvent présenter à un moment donné, comme syndrome épisodique, le torticolis mental. Cependant la neurasthénie se reconnait d'habitude à ses stigmates classiques : épuisement général du système nerveux, céphalée en casque, plaque sacrée, troubles gastriques, insomnies, inaptitude au travail, etc..

Il est facile de rapporter à l'*hystérie* certains cas de torticolis, quand on trouve chez les sujets les stigmates habituels, sensoriels et sensitifs, et les attaques de la grande névrose. Mais il est des cas d'hystérie locale, mono-symptomatique, caractérisés, par un symptôme unique, le torticolis. Dans ces cas, on trouve habituellement ainsi que l'a démontré M. Gilles de la Tourette, (1) une superposition d'anesthésies ou d'hyperesthésies cutanées, et d'autre part si ces troubles locaux de la sensibilité font défaut, on peut arriver à reconnaitre la nature hystérique de ce spasme par les antécédents (circonstances où s'est produit l'accident), et son évolution.

Voici deux observations très démonstratives :

1. — Clés...., 26 ans, hystero-épileptique à crises séparées, hemianesthésique droite, se met dans une violente colère, à 5 heures du soir, le 11 décembre 1888. Au cours de la discussion, elle tourne violemment la tête à gauche. Aussitôt, elle sent son cou se contracturer de ce côté.

A 6 heures, nous l'examinons et constatons ce qui suit. Le chef claviculaire du sterno–cléido-mastoïdieu gauche fait une forte saillie sous la peau, sous forme d'une corde rigide. La tête est légèrement inclinée à gauche sans rotation.

Sur toute l'étendue et dans les limites de cette corde, en haut jusqu'à l'apophyse mastoïde et un peu au-dessous, *existe une zone d'anesthésie totale à la piqûre*.

Dans une même zone. à droite (côté hémianesthésique), il s'est fait un léger transfert de la sensibilité (2).

2. — Lav..., 19 ans, myopathique héréditaire (type Duchenne, de Boulogne), hystéro-épileptique gauche, est sujette à de fréquentes contractions des muscles du cou, siégeant toujours à gauche. Nous avons observé à plusienrs reprises ces contractures le plus souvent douloureuses et avons constaté ce qui suit.

(1) Nouvelle Iconographie de la Salpêtrière. 1889. t. II p. 182.
(2) Gilles de la Tourette. *In loco citato*, p. 182.

Le 10 mars 1888, douleurs vives siégeant dans les muscles du cou, des deux côtés ; le 11, les douleurs se localisent à gauche ; le 12, la contracture se produit ; le 13, au matin, nous l'examinons. La tête est en rotation à droite : le sterno-cléido-mastoïdieu gauche est contracturé et forme une corde rigide sous la peau. Il existe à gauche une zone d'anesthésie cutanée à base triangulaire, se limitant en avant par le bord contracturé du sterno-mastoïdien, en bas par la clavicule, en dehors par le bord inférieur du trapèze dans sa partie cervicale, en haut se terminant en avant du pavillon de l'oreille, qui est sensible (1).

Un accident hystérique n'est qu'un épisode, un anneau d'une chaîne , lié aux autres par des liens ininterrompus quoique parfois difficiles à voir. Il faut donc rechercher dans le passé du malade une autre manifestation nettement hystérique ; presque toujours, à ce prix, on arrive à la certitude. D'ailleurs, l'évolution ultérieure devra être prise en considération ; un accident hystérique se produisant plus tard pourra venir démontrer rétrospectivement la nature du torticolis. Le début brusque, les modifications variables d'un jour à l'autre, l'influence de la suggestion sont autant de considérations qui doivent entrer en ligne de compte.

On ne doit pas de toute force faire rentrer dans l'hystérie les accidents en apparence inexplicables. Ce serait revenir à l'ancien procédé de Sydenham qui disait : « Lorsque j'ai bien examiné une malade et que je ne « trouve rien en elle qui se rapporte aux maladies con-

(1) Gilles de la Tourette, *in loco citato,* p. 182.

« nues, je regarde l'affection dont elle est atteinte comme
« une hystérie. » Nous avons actuellement, étant
donné les progrès de la science et nos connaissances déjà
très approfondies sur la grande névrose, le devoir d'être
plus difficiles en matière de diagnostic et de ne rapporter à
l'hystérie que ce qui lui appartient réellement.

Lorsque le torticolis ne peut être rattaché ni à une
maladie organique ni à une des névroses que nous venons
de signaler il ne reste plus guère qu'à songer au spasme
fonctionnel du cou. Il semble, jusqu'à nouvel ordre, que
ces spasmes puissent exister à l'état isolé et ne relever ni
d'aucune des causes précédentes, ni de la dégénérescence
pure et simple. Il faut bien l'admettre lorsqu'on ne trouve
pas chez ces malades les stigmates physiques et psychiques de la dégénérescence, à moins d'accepter ainsi chez
eux une forme monosymptomatique de leur dégénérescence. C'est là un point qu'il ne nous est pas permis de
trancher. Quoi qu'il en soit, nous avons trouvé dans les
auteurs un grand nombre d'observations sous l'étiquette
de spasmes fonctionnels où le mécanisme mental ne parait
pas douteux.

Sous ces réserves, les exemples que nous en donnons
peuvent être considérés comme des spasmes fonctionnels.

1. **Observation de Legouest** (1). — Un sous-officier de la
garde était atteint d'une affection singulière. Etant au repos, dans

(1) *In* Thèse de Couillard-Labonotté. Paris 1869. (Legouest. Un.
méd. 1861).

la position du soldat sans armes, le malade avait la tête dans une rectitude parfaite. Cette attitude régulière se maintenait tant que le tronc était immobile ; tous les mouvements s'exécutaient alors sans gêne et dans toute leur amplitude. Dès que le sujet venait à marcher la face se déviait peu à peu à droite ; la tête se renversait à gauche et en arrière de telle sorte qu'après une marche un peu longue, la nuque se trouvait près de l'épaule gauche et le visage regardait obliquement à droite et en haut. Quand le malade cessait de marcher la contraction musculaire cessait aussitôt, la tête revenait à sa position normale et un léger craquement, avec ressaut, dont le siège paraissait situé profondément au niveau du sommet de l'apophyse mastoïde, était perçu par le sujet seul.

Cette affection était survenue à la suite d'un refroidissement. Rien n'avait pu en avoir raison : frictions de toute nature, vésicatoires, sétons, douches, bains de vapeur avaient également échoué.

C'est alors que le malade entra dans le service de M. Legouest qui, pendant quinze jours, lui fit porter toute la journée une bande de caoutchouc destinée à lutter contre l'action du muscle malade ; aucun effet ne s'étant produit, la bande de caoutchouc fut placée du côté opposé pour obliger le muscle sain à se contracter plus énergiquement. Mais dès que l'application cessait la déviation se produisait pendant la marche.

Les injections sous-cutanées de sulfate d'atropine restèrent sans résultat. On eut recours à une pile Daniell, à un seul élément dont les deux pôles furent fixées aux extrémités du muscle sterno-cléido-mastoïdien. L'application fut faite pendant toute la nuit ; après trois jours.le malade accusa un mieux sensible : le douzième jour, guérison. Mais elle ne fut que momentanée et plus tard les mêmes accidents reparurent.

2. **Observation d'Amussat** (1). — Un cordonnier âgé de 53 ans, jouissant d'une bonne santé se chargea un jour de porter un fardeau très lourd sur la butte Montmartre. Pendant le trajet il éprouva dans le cou une douleur très vive qui persista, et qui ne

(1) *In* Thèse de Gautiez. Paris 1884.

se dissipa complétement qu'après quinze ou vingt jours. Quelque temps après il remarqua, seulement pendant la nuit, que sa tête se déviait involontairement de droite à gauche. Pendant trois mois ces mouvements spontanés persistèrent ; il s'éveilla un matin avec un torticolis très douloureux qui ne guérit que le jour suivant. Dès lors les contractions nocturnes disparurent ; le malade se croyait guéri, mais il ne tarda pas à s'apercevoir que ses yeux abandonnaient leur travail et que malgré lui sa tête pivotait lentement de droite à gauche. L'intensité des contractions augmenta bientôt. Le malade réussissait à tenir sa tête immobile et à pouvoir travailler, à la condition de tenir entre les dents une ficelle attachée à sa cuisse, ou de se servir d'une baguette contre laquelle il arcboutait son nez et son menton. On lui conseilla une foule de médications qui ne lui furent d'aucune utilité : douches, bains, frictions anodines ou irritantes.

Finalement on lui sectionna tout le muscle sterno-cléido-mastoïdien. La torsion du cou persista encore une vingtaine de jours avec autant d'intensité qu'avant l'opération, puis diminua peu à peu.

3. — **Observation de Sanson Himmelsstierna (citée parDieffenbach)**, *résumée* (1). — Un officier de la marine russe, habitant Cronstadt, avait par intervalles depuis cinq mois des accès de contraction dans le muscle sterno-cléido-mastoïdien gauche. Il en résultait une flexion de la tête avec rotation. Le spasme durait quarante secondes environ et se répétait de deux en deux minutes. Toutefois, en inclinant fortement la tête du côté opposé, on pouvait retarder le retour des accès. Ils disparaissaient aussi presque complètement lorsque le malade était couché ou ne se traduisaient que par quelques légères contractions. Des douleurs, que la pression n'augmentait pas, existaient en même temps, dans le dos et dans la région des deuxième et troisième vertèbres cervicales. Cet officier qui se portait d'ailleurs bien était âgé de 32 ans. La cause de sa maladie lui était inconnue ; celle-ci avait dé-

(1) *In* Thèse d'agrégation de Depaul, Paris 1844,

buté par une simple tumeur au cou, dont il ne s'occupa que
dès l'instant qu'elle s'accompagna de fluxion intermittente. La
pommade stibiée, les émollients, les frictions, les narcotiques,
les excitants sur le côté non malade n'avaient eu aucun résultat.

4. — Observation de Féré, *résumée* (1). — Brasseur, 32
ans, vigoureux ; a eu des rhumatismes, mais jamais aigus ; jamais
d'affections névropathiques ; dans l'enfance ni convulsions, n
névralgies :

Il y a trois ans, il s'aperçut que sa tête se tournait insensiblement à gauche ; ni douleur, ni gêne tout d'abord. Peu à peu la
déviation s'accentue et s'accompagne de gêne. Puis sous l'influence
du froid, il se produit une aggravation assez rapide et un engour-
dissement du bras droit.

Quand il est couché il n'éprouve pas de gêne et remue sa tête
dans tous les sens ; de même dans un fauteuil, lorsque la tête est
appuyée. Sitôt que la tête cesse d'être soutenue la face tourne à
gauche. Toutefois tant qu'il est assis et que son attention n'est pas
fixée, la déviation n'est pas trop gênante.

Debout, tout de suite la tension devient plus forte et s'exagère
encore aussitôt qu'il marche. Il a remarqué que s'il soutient sa
tête avec sa main gauche, la déviation se produit moins rapidement et il s'était fait faire un appareil pour soutenir sa tête. Mais
lorsqu'il se met en marche, la tension commence, augmente graduellement et au bout de soixante pas, rien n'y peut résister.

Le sterno-mastoïdien paraît être le seul muscle en jeu. Il
n'existe aucun trouble de la sensibilité.

5. — Observation de Féré, *résumée* (2). — Homme de
55 ans, négociant, issu de rhumatisants ; sa mère est très nerveuse. Lui-même a eu des rhumatismes. Il y a cinq ans, il éprouva
des contractions dans les muscles du cou rapprochant sa tête de

(1) Revue de médecine. 1883, p. 769.
(2) Féré, *in loco citato*, p. 770.

l'épaule droite. Electrisation galvanique et divers autres traitements sans résultat.

E'at actuel. C'est un homme de petite taille, nerveux, à face colorée, irritable. Quand il est debout il élève la partie droite de son bassin par une attitude penchée. S'il la quitte, sa tête se dévie et l'épaule droite commence à s'élever. Le peaucier droit est animé de contractions fibrillaires spasmodiques. Aussitôt que le malade marche, accentuation des phénomènes convulsifs.

6. — Observation de Guibert (2). — M... André, cultivateur à S... (Vaucluse), est entré le 17 février 1891, à l'hôpital Saint-Eloi, de Montpellier.

Les antécédents héréditaires sont nuls, au point de vue névropathique. La mère est morte de suites de couches ; le père, alcoolique, est mort subitement à l'âge de 55 ans.

M... n'a jamais commis d'excès et n'a jamais eu de maladies antérieures. C'est un homme fortement musclé, très actif et à la physionomie énergique.

Il y a quatre ans environ, en plein hiver, le malade, en sueur, entre dans un cabaret et reste pendant quelques instants à côté d'une porte ouverte, le côté droit de son corps exposé à un fort courant d'air. Il se produisit un léger malaise consécutif à ce coup de froid et c'est environ quinze jours après que parurent les phénomènes que nous constatons encore aujourd'hui. *Pendant le repos*, la tête était brusquement attirée et tournée tantôt à droite, tantôt à gauche ; ces oscillations étaient assez rapides et s'accompagnaient d'une pénible sensation de tiraillement sur les parties latérales du cou et de la nuque. Sitôt que le malade faisait un mouvement ou un effort, les mouvements de la tête disparaissaient.

Cet état persista environ un mois ; peu à peu survint une céphalalgie très intense, qui disparut au bout de deux mois. A cette époque, les mouvements se limitent au côté droit, la tête attirée et fléchie vers l'épaule droite, le menton regardant l'épaule

(2) Revue de médecine. 1892, p. 317,

gauche. De plus, c'était surtout pendant la marche que ces oscillations se produisaient avec le plus de facilité.

Ce malade fit alors construire, d'après ses propres indications, un instrument destiné à empêcher ou à modérer ces phénomènes, mais il dut bientôt renoncer à son emploi, l'ayant reconnu absolument insuffisant.

Cet état persista jusqu'au mois de février 1891, époque à laquelle il entre dans nos salles.

Quand M... est couché, il peut remuer la tête dans toutes les directions et jamais la flexion et la rotation de la tête ne se produisent. Dès qu'il se met à marcher assez longtemps pour amener une légère fatigue (dix minutes environ suffisent), on voit brusquement la tête se dévier : l'occiput est attiré du côté de l'épaule droite. qui est, elle aussi, un peu soulevée, la face regardant l'épaule gauche ; il semble en un mot que le malade *hausse les épaules* en signe de mépris ou de dédain. En même temps, la commissure labiale droite est légèrement tirée en dehors.

Cette déviation ne se produit pas assez brusquement pour que le malade instruit et guidé par l'expérience ne puisse quelquefois arriver à l'éviter ou à la faire disparaître, en portant brusquement la main à sa tête comme pour lui donner un point d'appui ou la soutenir. Lorsque ce stratagème ne réussit pas, la rotation et la flexion se produisent avec une force irrésistible et durent rarement plus de cinq secondes. A ce moment le sterno-cléido-mastoïdien et le trapèze droit sont durs, tendus ; le peaucier du même côté est lui aussi animé de faibles contractions fibrillaires. En même temps se produit une pénible sensation de crampe et de fourmillement occupant la région latérale du cou. Jamais nous n'avons noté de phénomènes analogues du côté opposé. Quelquefois ces contractions, ces crampes se produisent avec une très grande fréquence, sept ou huit fois à la minute, mais *toujours pendant la marche et les mouvements volontaires*. La réaction électrique des muscles intéressés est parfaitement normale.

Il n'existe aucun trouble de la sensibilité et de la peau, ni aucun affaiblissement de la motilité du côté droit et nous n'avons jamais constaté chez notre malade l'existence de stigmates hystériques.

Le traitement employé a été des plus variés. L'antipyrine donnée pendant plus de vingt jours à dose quotidienne de deux grammes n'a nullement amélioré les phénomènes spasmodiques ; le bromure n'a pas eu plus de succès ; l'application de cataplasmes chauds préconisée par le docteur Krueger (1), n'a pas amené de modifications sensibles. Enfin les courants interrompus appliqués tous les jours sur la région postéro-latérale du cou, semblent seuls avoir donné quelques résultats ; sous leur influence, les crampes paraissent se produire moins fréquemment. M,.. a été, en désespoir de cause, envoyé aux bains de La Malou ; les renseignements que nous avons, depuis cette époque, reçus du malade lui-même ne signalent qu'une amélioration des plus légères.

La lecture de ces observations montre bien que la distinction entre les crampes fonctionnelles et les torticolis mentaux n'est pas nettement tranchée. Ou pourrait peut-être discuter tous ces cas et en classer plusieurs dans la variété des torticolis mentaux.

En résumé, après avoir éliminé les torticolis d'origine organique, les torticolis des épileptiques, des neurasthéniques, des hystériques..., on arrive par ce procédé d'exclusion au diagnostic de torticolis mental, syndrome de dégénérescence pure et simple.

Après avoir constaté l'intégrité absolue des muscles et des nerfs de la région, il nous sera facile de déceler l'état

(1) Krueger (de Bauskre), Semaine médicale, 1er avril 1891.)

psychique des sujets. Nous n'aurons la plupart du temps qu'à regarder les malades. Le malade maintient sa tête avec son doigt et parvient ainsi à empêcher le spasme le plus intense. Lorsque la tête se trouve en déviation, il s'apprête à lui prêter le concours de ses mains pour la remettre dans l'axe ; avant même que celles-ci aient eu le temps de s'appuyer sur le menton ou sur le nez, la tête tourne avec la plus grande facilité et reprend sa position normale. Démonstration évidente de la parfaite intégrité du fonctionnement physiologique des muscles du cou ! Tel est le type du symptôme que nous trouverons constamment chez nos mentaux ; à lui seul il est caractéristique.

On doit ensuite compléter le diagnostic par la recherche des causes qui ont accompagné l'évolution des spasmes involontaires, essayer de remonter au début et faire la part des raisons qu'invoquent les malades. Il ne faudra point négliger de s'enquérir soigneusement des habitudes, des obsessions ou des idées fixes qui peuvent dominer les sujets. La recherche des antécédents héréditaires est de la plus haute importance ; elle nous permettra d'arriver à la dégénérescence.

Cette notion sera confirmée par l'inspection rigoureuse des sujets ; ceux-ci sont le plus souvent, en effet, marqués des stigmates spéciaux. Parmi les stigmates physiques de la dégénerescence, nous devons signaler : les malformations craniennes, l'asymétrie faciale, le strabisme, l'irrégulière implantation des dents, la voûte palatine en ogive, les anomalies génitales, l'hermaphrodisme, etc..,

— Les stigmates intellectuels sont plus incertains ; on a remarqué quelquefois chez les dégénérés des troubles divers de la mémoire, de la faiblesse du jugement, etc.— Les stigmates moraux sont plus nets, plus habituels, mais la recherche en est délicate. Nous ne faisons que les mentionner : l'irritabilité ou l'apathie excessives, les anomalies de la sensibilité, le délire du toucher, du doute, les impulsions irrésistibles, la pédérastie, d'étranges perversions sexuelles, etc., etc.

Pronostic. — On voit, par les considérations qui précèdent, combien est sombre quelquefois le pronostic que l'on doit attacher au torticolis mental. Au point de vue général, on doit dire que cette affection porte dans sa nature même la raison de son incurabilité. Les dégénérés n'aboutissent pas habituellement à la débilité intellectuelle ni à la démence ; mais, dominés continuellement par une idée fixe, ils peuvent en arriver à ne plus pouvoir vivre de la vie commune et devenir incapables de se livrer à aucune occupation. On pourra peut-être les voir, rendus trop malheureux par ce déplorable état, nourrir des idées de suicide et les mettre à exécution. Comme tous les mentaux, esclaves de la force invincible de l'habitude, ils éprouvent une certaine jouissance à satisfaire leurs idées fixes, à donner libre carrière à leurs obssessions. Ils sont malheureux tant qu'ils essaient de lutter contre elles et n'arrivent au calme qu'en s'y laissant entraîner : c'est là le danger. Cependant, on ne devra jamais oublier que *ce que l'idée a fait, l'idée peut le défaire* et quand l'affection est à son début, qu'elle n'est pas encore systématisée on a toujours le droit d'espérer, tout en faisant des réserves pour l'avenir, de voir la volonté du malade se fortifier, l'idée obsédante disparaître et le spasme convulsif finir par s'amender.

Traitement. — Existe-t-il un traitement curatif susceptible de favoriser cette heureuse issue ?

Le rôle du médecin dans ces cas de torticolis, se rattachant directement à la psychopathie des sujets, relève à la fois de l'observation morale, philosophique et de la clinique. Certes, il peut être salutaire, mais il est difficile. Il demande beaucoup de patience, une grande sûreté de tact et une connaissance profonde de l'état psychique des malades. Ce sont des conditions morales, des raisons de conscience ou d'imagination qui, avec les effets de l'hérédité, ont provoqué les manifestations mentales du torticolis. Ce sont elles avant tout que le médecin devra s'efforcer de découvrir ; seules elles pourront le conduire à des indications thérapeutiques justes et efficaces.

Malheureusement il n'est pas toujours possible de pénétrer ainsi dans la pensée de son malade, d'obtenir la confidence de ses secrets et de ses tares généalogiques. Il est disposé naturellement à taire les bizarreries de ses obsessions, les raisonnements saugrenus de son imagination. Tout le contraint à ce mutisme, l'amour-propre, la peur d'être remarqné ou pris pour un fou, les préjugés sociaux. Il essaiera souvent même de donner le change et, obstinément, trouvera des explications plausibles de sa manie. On ne saurait trouver plus de confiance dans sa famille, guidée par les mêmes sentiments et si on se renseigne auprès d'elle pour rechercher l'hérédité, on s'opposera toujours à cette répugnance, en somme bien naturelle, à dévoiler les tristes secrets des parentés.

Ainsi donc, après avoir recherché l'hérédité, après l'avoir admise si on ne la trouve pas, il faut remonter à la cause, à l'idée première. On ne doit pas se dissimuler la réalité de ces difficultés, mais on doit s'efforcer de les vaincre par la douceur, la persévérance et le tact. Gagner la confiance des malades, s'adresser à l'intelligence, au moral, à la volonté de ces malheureux pour tenter une réaction et obtenir peut-être une guérison, chasser de leur esprit l'idée fixe et l'obsession, tâcher de fortifier leur volonté débile, calmer leur excitabilité anormale, encourager leurs efforts et raffermir leur moral, tels sont les moyens qui nous permettront peut-être d'atteindre le but.

On a proposé un nouveau traitement dans les affections hystériformes relevant d'un trouble psychique, « *la médication par l'idée* » qui consiste après avoir gagné la confiance des patients à leur imposer sa propre volonté. La tendance actuelle n'a rien trouvé de nouveau ; on a donné des mots à des choses, mais les anciens médecins connaissaient bien cette notion, qu'ils pratiquaient souvent avec fruit.

Dans beaucoup de cas de torticolis mental, il nous paraît possible d'obtenir de bons résultats du traitement süggestif. La suggestion peut être directe : *ne tournez pas votre tête,* ou indirecte et analogue à celle que M. Blocq a proposé pour les topoalgies neurasthéniques (1). Voici l'exemple de M. Blocq, montrant l'effet de cette suggestion indirecte : Une femme neurasthénique perd une parente qui succombe aux suites d'un phlegmon iliaque. Elle souffre depuis ce moment de violentes douleurs abdominales. En pareil cas, l'auteur prescrit des médicaments histologiques (vaseline au picro-carmin, potion avec deux gouttes d'hématoxyline, etc.) aussi inactifs qu'étranges. Cette sorte d'action suggestive indirecte et très efficace, tandis que la suggestion directe semble échouer totalement. — Le cas est très net : la filiation est facile à saisir, l'origine et le mécanisme psychiques sont faciles à concevoir, sinon à expliquer. Dans le même ordre d'idées et par la même action suggestive indirecte, il ne paraît pas étrange de dire que, si le malade est croyant, les eaux de Lourdes peuvent produire de salutaires effets.

La nature mentale de l'affection étant bien reconnue il est inutile d'insister sur l'inanité des résections nerveuses et des sections musculaires. Si elles peuvent procurer, dans certains cas, une amélioration passagère, c'est, sans nul doute, que l'opération a agi suggestivement.

(1) P. Blocq. *Topoalgies et algies centrales.* Revue générale de clinique et de thérapeutique, 1893, p. 181.

CONCLUSIONS

1

L'expression de torticolis mental n'est pas un néologisme inutile. A côté des spasmes du cou d'origine organique, il en existe une variété qui mérite le nom de torticolis mental.

2

Ce torticolis mental est un syndrome commun à diverses névroses ou psychoses, telles que l'hystérie, la neurasthénie, l'épilepsie, les spasmes dits fonctionnels, etc.

3

Il est des cas où les causes précédentes ne pouvant pas être invoquées, le torticolis mental apparaît comme une manifestation de la dégénérescence simple. Ce torticolis mental des dégénérés a une origine psychique.

4

Ses caractères cliniques n'offrent rien de spécial.

Il comporte un pronostic réservé.

Sa genèse étant toute psychique, le traitement qui en découle naturellement, c'est la *psychothérapie*.

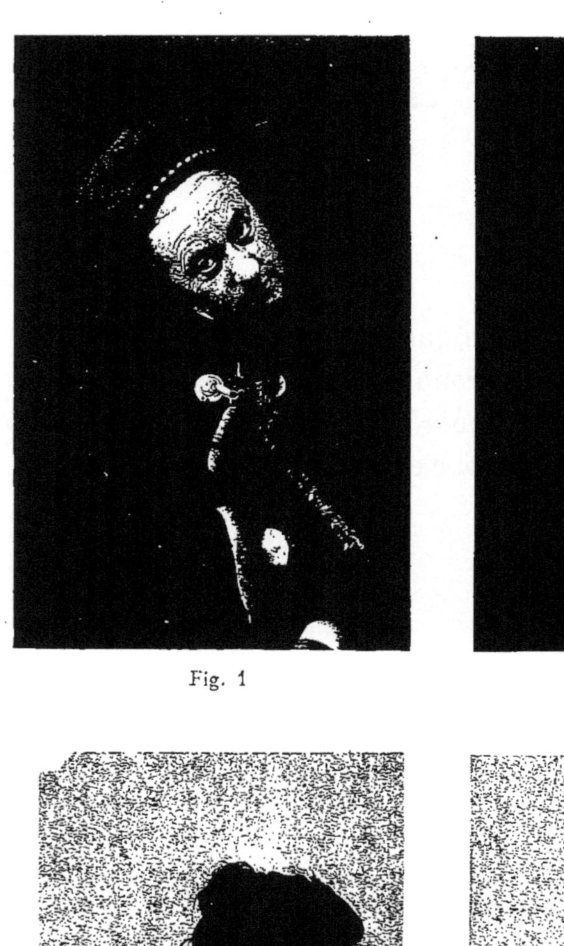

Fig. 1

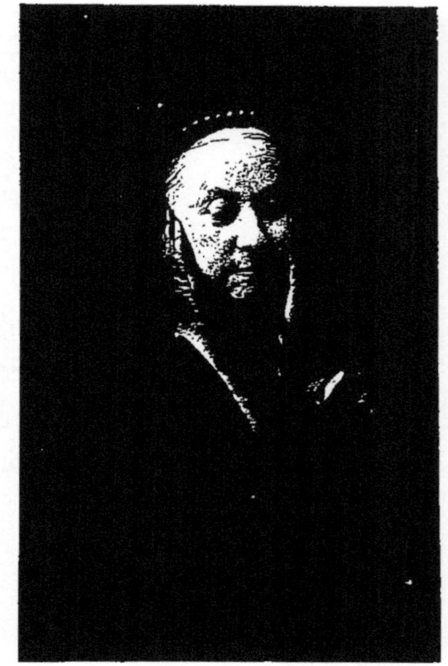

Fig. 1 *bis*

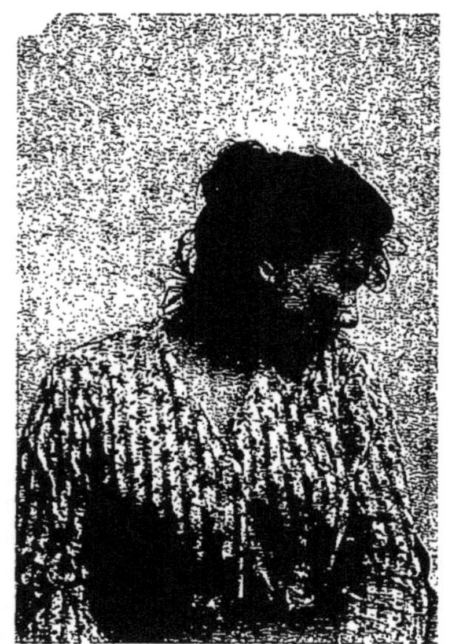

Fig. 2

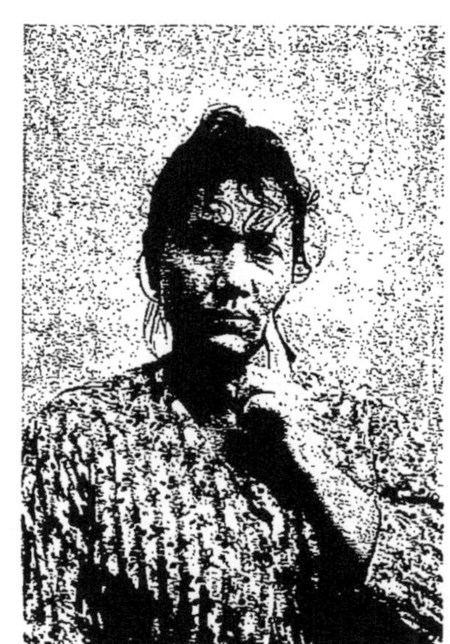

Fig. 2 *bis*

Clichés Londe

Photocoll. Berthaud

LE TORTICOLIS MENTAL

(THÈSE F. BOMPAIRE)

INDEX BIBLIOGRAPHIQUE

Allard. — Tics chez les aliénés (*Th. de Lyon*, 1886).

Bœckel (E.) — Art *Dégénérescence* du Dict. de médecine et de chirurgie.

Billod. — *Annales médico-psychologiques*.

Blocq. — Topoalgies et algies centrales (*Revue générale de clinique et de thérapeutique*, 1883, p. 181).

Brissaud. — (Tics et spasmes cloniques de la face). (*Journal de médec. et de chir. pratiques*, 25 janvier 1894).

Chabbert (de Toulouse). — *Arch. de neurologie*, 1893, p. 10.

Charcot. — *Leçons du mardi*.

— Hystérie et tics; diagnostic. (*La Semaine médicale*, 1886, n° 37).

Couillard-Labonotté. — Du torticolis (*Th. de Paris*, 1869).

Depaul. — Du torticolis (*Th. d'agrégation*, 1844).

Dubini (de Milan). — De la chorée électrique (*Giornale di Milano*, 1846 ; *Gaz. méd.*, 1846 et *Union méd.*, 19 février 1848, p. 85).

Duchenne (de Boulogne). — *Elect. localisée*, p. 1021.

— Spasmes fonctionnels et paralysie musculaires fonctionnelles (*Bull. de Thérap.*, 1866).

Féré (Ch.). — Pathologie des émotions.

— Crampe fonct. du cou (*Rev. de Méd.*, 1883, p. 769).

— (*Progrès méd.*, 1er Déc. 1883).

Forkasky. — Société des médecins neurologistes et aliénistes de Moscou (*Séance du 18 Déc. 1892*).

Gardner and Gilles. — Neurectomy in spasmodic torticolis and retrocollic spasme, or torticolis postérior (*Australian médical Journal*, 1892, p. 613, and 1893, p. 1, and 49).

Gautiez. — Etude sur les spasmes du cou (*Th. de Paris*, 1884).

Gilles de la Tourette — Superposition des troubles de la sensibilité (*Nouvelle iconographie de la Salpêtrière*, 1889, t. II, p. 170).

Guertin. — (*Th. de Paris*, 1881).

Guibert. — Crampe fonctionnelle du cou (*Rev. de Méd.*, 1892, p. 317).

Guinon (G.) — Agents provocateurs.

— Art. *Tics convulsifs* du Dict. encyc. des Sc. médicales.

Jaccoud. — Traité de pathologie interne, 1869.

Janet (Pierre). — Accidents mentaux de l'hystérie (*Th. de Paris*, 1893.

— Stigmates mentaux des hystériques.

Krueger (de Bauskre) (*Sem. méd.*, 1er Avril 1891).

Lannois. — Nosographie des chorées (*Th. d'Agrég.*, 1886).

Lanteires. — Troubles psychopathiques avec lucidité de l'esprit (*Th. de Paris*, 1885).

Legouest. — (*Union médicale*, 1861).

Letulle. — Art. *Tic* du Dict. de Méd. et de Chir. pratiques.

Leyden. — Traité des maladies de la moelle ép.

Mandsley. — Pathologie de l'esprit, p. 2 6.

Mills. — Sur quelques cas de torticolis spasmodique (*The American Journal of Med. Sc.*, Octobre 1877.

Morel. — Etudes cliniques.

— Traité des dégénérescences physiques, intellectuelles et morales de l'espèce humaine.

Payot. — L'éducation de la volonté, 1894.

Pick. — Ueber Psychosen von seltener Ætiologie (*Berl. Klin Woch.*, XXII, p. 643.

Ribot. — Les maladies de la volonté.

Rosenthal. — Maladies du système nerveux.

Simon. — D'une nouvelle variété de spasmes musculaires fonctionnels (*Th. de Paris*, 1875).

Souques. — Etude des syndrômes hystériques simulateurs des maladies organiques de la moelle épinière. Paris, 1 91.

Steiner. — Maladie des enfants.

Tillaux. — Du torticolis (*Méd. mod.*, 11 février 1893.

Weir Mitchell. — (*American Journal of Sc. med.*, 1876).

Zuber (C.) — Article *Spasmes* du Dict. encyclopédique des Sciences médicales.

———

Voyez aussi :

J. Grasset et **G. Rauzier.** — Traité pratique des maladies du système nerveux (*Montpellier, édition mai 1894*).

———

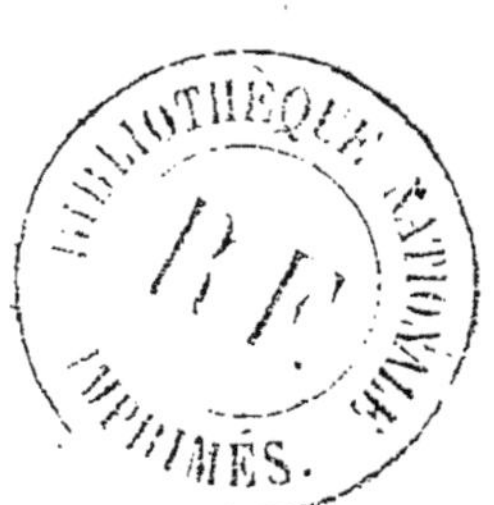

TABLE DES MATIÈRES

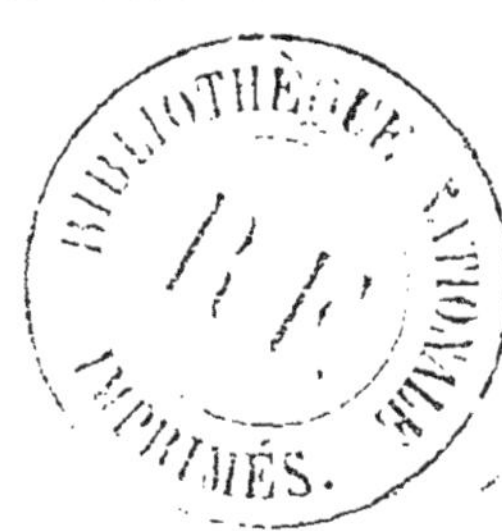